快速读懂心电图

刘霞 · 著

上海科学技术出版社

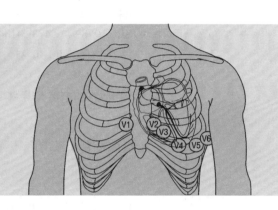

U0278893

图书在版编目 (CIP) 数据

快速读懂心电图 / 刘霞著 . —上海：上海科学技术
出版社，2019.1
ISBN 978−7−5478−4134−1

Ⅰ. ①快… Ⅱ. ① 刘… Ⅲ. ①心电图 − 图解
Ⅳ. ① R540.4−64

中国版本图书馆 CIP 数据核字（2018）第 169925 号

快速读懂心电图

刘霞 著

上海世纪出版（集团）有限公司
上 海 科 学 技 术 出 版 社　出版、发行
（上海钦州南路 71 号　邮政编码 200235　www.sstp.cn）

浙江新华印刷技术有限公司印刷

开本 889×1194　1/16　印张 15.75

字数：300 千字

2019 年 1 月第 1 版　2019 年 1 月第 1 次印刷

ISBN 978−7−5478−4134−1/R·1689

定价：68.00 元

本书是为初学者撰写的一本"极简"心电图教程。作者将自己对心电图的深刻理解，通过图解直观地呈现出来，帮助读者在理解的基础上迅速获得阅读心电图的基本能力。

本书内容包括心电图的产生原理和表现，以及心律失常、心肌缺血与梗死、心房和心室肥大、心脏结构和传导异常、电解质紊乱等病理情况的典型心电图表现。书中收录了250余幅典型心电图及数百幅作者绘制的线条图，辅以精练的文字，以读图代替读文，使读者在轻松愉快的阅读中，掌握心电图的精髓，理解各种心电表现的含义，并学会判别各类心电异常。

本书适合医学生以及低年资心电图技师、医师、护士学习使用，可以作为学习心电图的第一本读物。

内容提要

前言

　　心电图就是一幅幅线条图，所谓读懂心电图，就是通过解读线条图来理解心电产生的原理。本书是为初学者撰写的一本"极简"心电图教程，书中以实际的心电图为素材，通过文字说明及图解来呈现和解读心电的产生原理，帮助读者读懂心电图。

　　心电图学是一门古老的学科，但至今心电图仍是临床上最为常见的检查方法，其应用范畴除心脏疾病外，还涉及其他疾病。目前心电图主要有三大临床应用：首先是心律失常的诊断，其次是心肌缺血与心肌梗死的诊断，最后是心房和心室肥大的诊断。本书首先简要讲述了心电图的产生原理及表现，然后根据其在临床上的应用，依次详细解读了心律失常、心肌缺血与心肌梗死、心房和心室肥大及其他异常情况的典型心电图，共 250 余幅心电图。适合医学生及低年资心电图技师、医师、护士学习使用。

　　本书力求直观易懂，文字说明精练，图解形象生动，使读者能轻松愉快地掌握心电图的精髓，理解各种心电表现的含义，并学会判别各类心电异常。

　　本书所采用的心电图主要来源于上海交通大学医学院远程心电诊断中心数据库，在此，对上海交通大学医学院远程心电诊断中心表示衷心的感谢。此外，我要特别感谢我的丈夫，感谢他在书稿撰写期间所给予我的理解和支持。

　　对心电图的认识是无止境的，期盼各位读者对本书内容提出宝贵的意见（我的电子邮箱：liuxia9110@163.com）。

刘霞

2018 年 8 月

目录

1

第一章
心电图总论

从体表采集心动周期中心肌组织除极和复极的电活动，并转化成波和段的线性图形，即为体表心电图，简称心电图。

在心电图上：

· 正负转折的曲线称为波，包括：P波、QRS 波和 T 波，有时可见 U 波。

· 波与波之间的直线称为段，包括：PR 段和 ST 段。

· 波和段之间组成的间期有：PR 间期和 QT 间期。

· 两次心动周期之间有：PP 间期和 RR 间期。

心动周期之间的基线又称为等电位线。

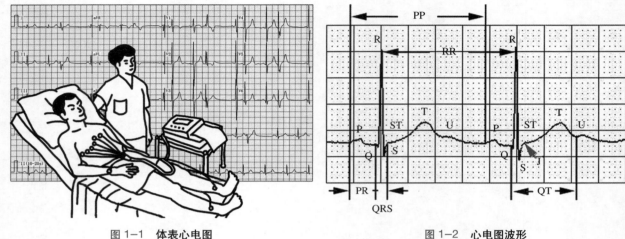

图 1-1　体表心电图

图 1-2　心电图波形

1. 心脏激动顺序

正常时，心脏的电活动起源于窦房结。由窦房结发出的冲动，先激动右心房，后激动左心房。窦房结的冲动在激动心房的同时，到达房室交界区。经房室交界区和心室内传导系统，最后激动左心室和右心室。这种心脏节律称为正常窦性心律。

以上参与心电起源和传导的组织结构，称为心脏起搏传导系统。

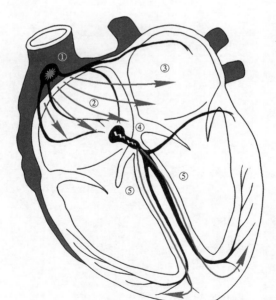

图 1-3　心脏起搏传导系统与心脏激动顺序

① 窦房结发出冲动
② 激动右心房
③ 激动左心房
④ 在房室交界区和心室内传导系统内传导
⑤ 激动左右心室

1.1 心脏除极与心电图波

在整个心动周期中，心肌细胞有静息、除极和复极三种状态。

- 静息状态在心电图上相当于等电位线。
- 由窦房结发出的冲动，首先激动心房，心房除极在心电图上形成P波。
- 然后激动心室，心室除极在心电图上形成QRS波。

在解剖结构上，心房腔小，心房壁薄；心室腔大，心室壁厚。

因此，在正常的心电图上P波振幅低于QRS波振幅。

P波和QRS波是心电图分析中主要观察的波。

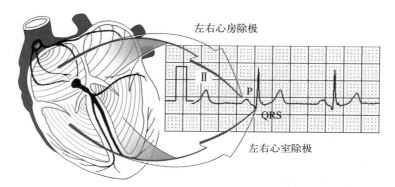

图1-4 房室激动与心电图P波、QRS波的关系

1.2 心脏复极与心电图波

正常时，心肌细胞在除极完成后进入复极状态。

- 心房和心室都存在复极过程。
- 心房复极在时间上与心室除极重叠，因此在心电图上一般无心房复极波。
- 心室的复极在心电图上形成ST段和T波。

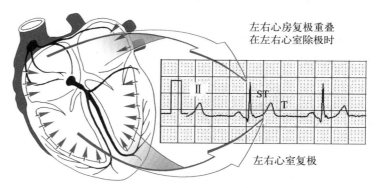

图1-5 心脏复极与心电图QRS波及ST-T的关系

1.3 心脏激动的间期

在一个心动周期中，心电图上有两个间期，即PR间期和QT间期。

- PR间期是P波起始至QRS波前的间期，是心房开始除极至心室开始除极之间的间期，代表冲动由心房向心室传导的时间。
- QT间期是Q波起始至T波终末，代表心室除极和复极整个过程。
- 在两次心动周期之间有PP间期和RR间期，当房室传导正常时，PP间期等于RR间期。
- 测量PP间期或RR间期用于计算心率，心率＝60（s）÷PP间期或RR间期。

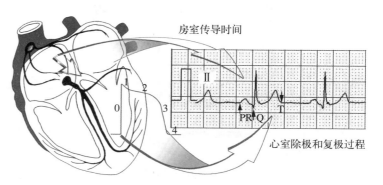

图1-6 心脏激动间期

2. 导联系统和心电图波形

将两个电极置于人体的任何两点与心电图机连接，可描记心脏除极和复极过程中产生的电位差。这种电极与心电图机连接的线路，称为心电图导联。

为了记录心脏不同面的电活动，在人体不同部位放置电极，构成导联系统。正负两个电极之间或电极与中央电势端之间组成不同的导联，通过导联线与心电图机相连，记录心脏的电活动。

所谓中央电势端是通过一个电阻网络将左右上肢和左下肢电极连接而产生的，代表了身体的平均电压，即 0 值。

心房除极形成 P 波，心室除极形成 QRS 波，在各个导联上的形态取决于除极方向。定律是：

- 面向除极方向，曲线向上。
- 背离除极方向，曲线向下。

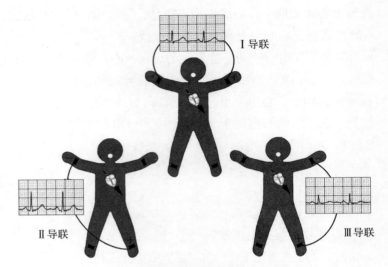

图 1-8　标准导联电极位置与心电图波形

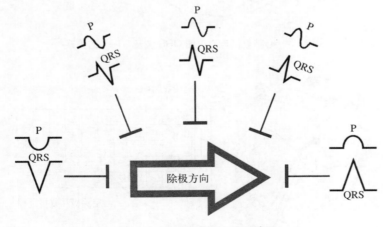

图 1-7　除极方向与心电图波形

2.1　双极导联和心电图波形

根据电极放置的位置，导联有肢体导联和胸导联，目前通用 12 导联。

- 六个肢体导联，分别为：Ⅰ、Ⅱ、Ⅲ、aVR、aVL 和 aVF 导联。
- 六个胸导联，分别为：V1、V2、V3、V4、V5 和 V6 导联。

12 导联以外的导联为附加导联，常用的有 V7、V8、V9、V3R、V4R、V5R 和 V6R 导联。

两个电极组成双极导联，一个电极为正极，一个电极为负极。双极肢体导联也称为标准导联，包括Ⅰ导联、Ⅱ导联和Ⅲ导联。正常时，心房和心室总的除极方向是自右上向左下，朝向这三个导联的正极端，因此在这三个导联中 P 波直立，QRS 波主波向上。

- Ⅰ导联：左上肢为正极，右上肢为负极。
- Ⅱ导联：左下肢为正极，右上肢为负极。
- Ⅲ导联：左下肢为正极，左上肢为负极。

2.2　加压单极导联和心电图波形

将正极放在标准导联的任一肢体上，而将其余两肢体上的电极分别与电阻串联，作为负极，这种导联称为加压单极肢体导联。根据正极的位置，分为：

- 加压单极右上肢导联（aVR）。
- 加压单极左上肢导联（aVL）。
- 加压单极左下肢导联（aVF）。

正常时，心房和心室总的除极方向是自右上向左下，背离 aVR 导联正极端，因此 aVR 导联中 P 波倒置，QRS 波主波向下；朝向 aVL 和 aVF 导联正极端，因此这两个导联中 P 波直立，QRS 波主波向上。

2.3　肢体导联的六轴系统

12 导联中六个肢体导联、双极肢体导联和加压单极肢体导联构成了肢体导联六轴系统。

在这系统中，以 I 导联正极（左上肢）为 0°，向左下偏移为正，左上偏移为负，各导联的电轴之间差 30°。

- I 和 aVL 导联是相邻的导联。
- II、aVF 和 III 导联是相邻的导联。

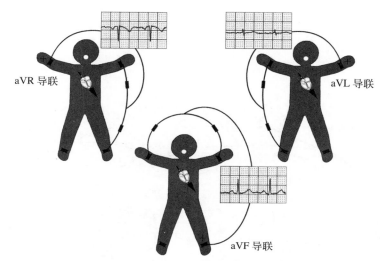

图 1-9　加压单极导联电极位置与心电图波形

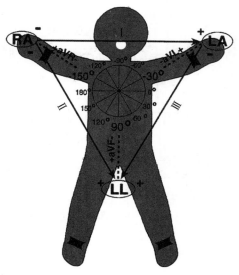

图 1-10　肢体导联六轴系统（一）

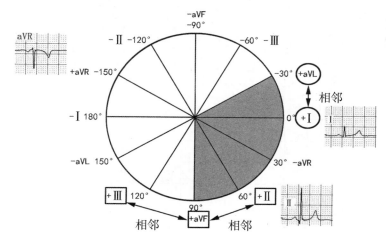

图 1-11　肢体导联六轴系统（二）

灰色区域是正常心电活动总方向的正常范围，在这范围内，I 和 II 导联中 P 波直立，QRS 波主波向上；aVR 导联 P 波倒置，QRS 波主波向下

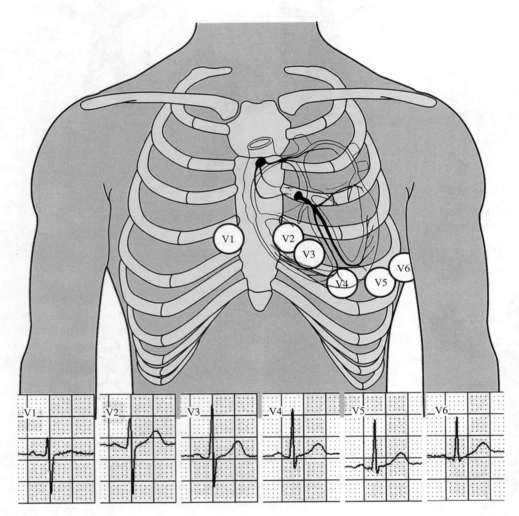

2.4　胸导联和心电图波形

胸导联是单极导联，正极放在胸壁固定的位置，负极为中央电势端。

正极位置分别为：

- V1 导联：胸骨右缘第 4 肋间。
- V2 导联：胸骨左缘第 4 肋间。
- V3 导联：V2 与 V4 连线的中点。
- V4 导联：左锁骨中线第 5 肋间。
- V5 导联：左腋前线 V4 导联水平。
- V6 导联：在腋中线 V4 导联水平。

附加导联：

- V7 导联：左腋后线 V4 水平处。
- V8 导联：左肩胛骨线 V4 水平处。
- V9 导联：脊旁线 V4 水平处。
- V3R~V6R 导联：右胸与左胸导联相对应的位置。

正常时，右心房和右心室总的除极方向朝向 V1 导联，左心房和左心室总的除极方向朝向 V5 和 V6 导联。因此，胸导联从 V1 至 V6 导联，P 波由正负双向或直立转为直立，QRS 波由主波向下（rS 型）转为主波向上（qRs 型或 Rs 型）。

图 1-12
V1~V6 胸导联及心电图图形

3. 心电图显示：时间与电压

心电图仪采集心电活动，并转化成波和段的图形，最终显示图形。一般有两种显示方式：纸上描记和屏幕显示。无论哪种方式，都有正方形的底格。这些正方形的格子代表着心电图的两项参数——横向参数即时间，纵向参数即电压。

假如在纸上描记心电图，方格的大小为 1 mm × 1 mm。

假如在屏幕上显示心电图，无论放大多少，每个小格仍代表纸上 1 mm × 1 mm 的方格。

心电图描记的走纸速度决定了纸上每毫米所代表的时间。通常走纸速度为 25 mm/s，即 40 ms/mm。另外可有 50 mm/s 和 100 mm/s 两种走纸速度。

在心电图上，P-QRS-T 波群需要测量时间，PR 间期和 QT 间期需要测量时间，心率也由测量的时间来计算。

人体心脏所产生的电活动是微小的，心电图仪必须将心电活动放大，这就是所谓的电压增益。电压增益决定了心电图波形的振幅。

最常用的电压增益是 1 mV=10 mm。另外，可增加电压增益，1 mV=20 mm，也可降低电压增益，1 mV=5 mm。

在心电图，P-QRS-T 波群需要测量振幅，ST 段需要测量移位值（压低或抬高）。

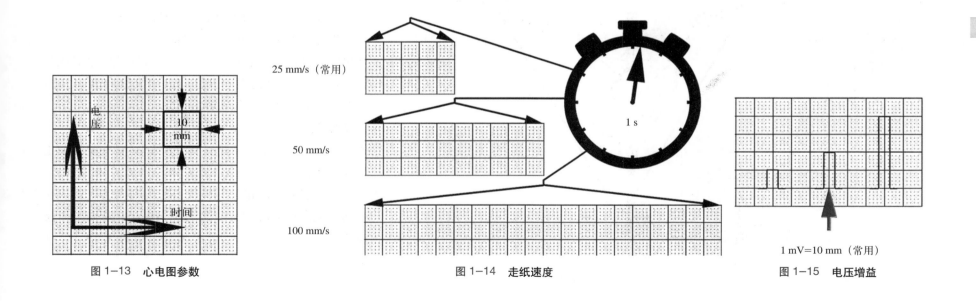

图 1-13　心电图参数　　　　　　　　　　　图 1-14　走纸速度　　　　　　　　　图 1-15　电压增益

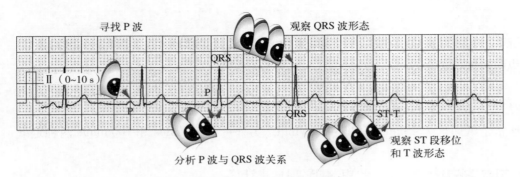

图 1-16 心电图阅读和分析步骤

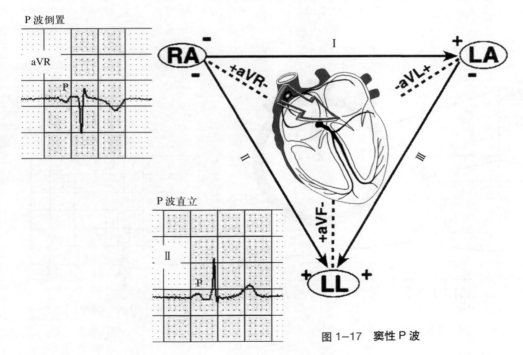

图 1-17 窦性 P 波

4. 心电图阅读和分析步骤

心电图阅读步骤如下。

- 寻找 P 波，判断主导心律。
- 分析 P 波与 QRS 波关系，判断房室关系和房室传导。
- 观察 QRS 波形态，判断心室内的传导。
- 观察 ST 段和 T 波，判断心室复极。

4.1 寻找 P 波，判断主导心律

心律就是指心脏跳动的节律。

主导心律是指单位时间内控制心脏节律的主要心律。正常时，主导心律为起源于窦房结的心律，称为窦性心律。

除了窦房结以外，心脏起搏传导系统的其他部位也能成为主导心律的起源部位。起源于这些部位的心律统称为异位心律，可以有房性心律、交界性心律和室性心律。

4.1.1 寻找 P 波

心电图阅读和分析的第一步是寻找"P 波"，目的是判断主导心律是否是窦性心律。

在额面位，窦房结的解剖位置位于心脏的右上方，由窦房结发出的冲动，先激动右心房，后激动左心房，心房内总体激动传导方向是自右向左向下，因此 P 波在 II 导联上直立，在 aVR 导联上倒置。

4.1.2　判断主导心律的频率

心脏跳动的频率简称为心率，即单位时间内心跳的次数，通常是以"次/分"来计算。在心电图上"时间"是以"mm"来计算的。

走纸速度决定了纸上每毫米所代表的时间，通常走纸速度为 25 mm/s，1 min=1 500 mm（格）。

精确的心率计算方法是：60 s 除以心动周期。若主导心律为窦性心律，心率的计算方法是：60 s 除以 PP 间期或 RR 间期。

临床上常用如下两种快速的心率估算方法（常用走纸速度：25 mm/s）：

（1）计算 6 s 或 10 s 记录中的心动次数，分别乘以 10 或 6。

（2）计算心动周期的间隔格子数。

间隔 5 格：心率 =300 次/分。

间隔 10 格：心率 =150 次/分。

间隔 15 格：心率 =100 次/分。

间隔 25 格：心率 =60 次/分。

间隔 30 格：心率 =50 次/分等。

记忆这些简单的数字，心率可用目测来估计。

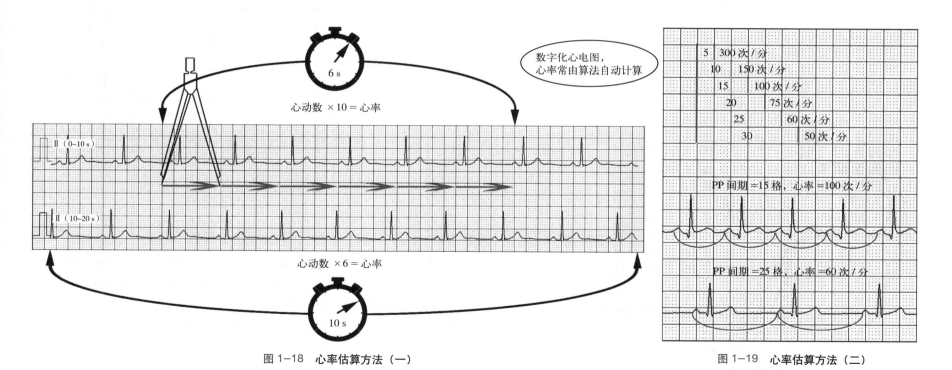

图 1-18　心率估算方法（一）

图 1-19　心率估算方法（二）

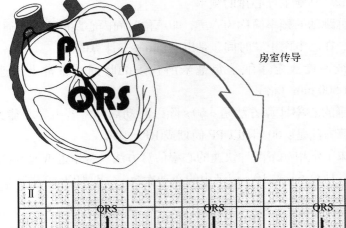

房室传导

4.2 分析 P 波与 QRS 波关系

分析 P 波与 QRS 波关系，目的是判断房室关系和房室传导。

正常窦性心律时，心房激动后，冲动经房室交界区和心室内束支传导系统，下传激动心室。

心房激动和心室激动存在前后相关的关系，因此在心电图上 P 波在前，QRS 波在后，其间的 PR 间期是相对恒定的值。

正常心率时，PR 间期正常值为 120~200 ms。

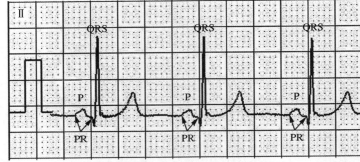

图 1–20　P 波与 QRS 波有关

4.3 观察 QRS 波形态

观察 QRS 波形态，目的是判断心室内的传导是否正常。

QRS 波形态包括宽度（时间）和振幅（电压）。正常时，心室内冲动由左右束支同步传导，因此左右心室几乎同步被激动，QRS 波时间在 60~100 ms。

- 若 QRS 波形态正常，表明心室内冲动传导正常。
- 若 QRS 波增宽或变形，表明心室内冲动传导异常。

正常时，Ⅰ和Ⅱ导联中 QRS 波主波向上，aVR 导联 QRS 波主波向下，胸导联从 V1 至 V6 导联，QRS 波由主波向下转为主波向上。

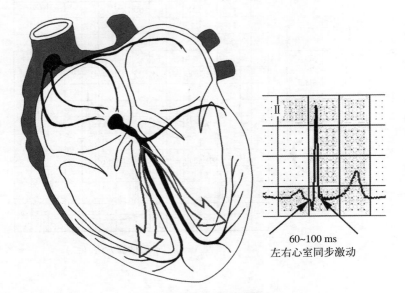

60~100 ms
左右心室同步激动

图 1–21　正常 QRS 波形态

4.4 判断 QRS 波电轴

QRS 波电轴是反应心室除极在垂直面上的综合方向（额面坐标）。

参考 I 导联方向，QRS 波电轴向上偏移用负值，向下偏移用正值。

- 正常心电轴的范围为：−30°～90°之间。
- −30°以下为电轴左偏，大于 90°为电轴右偏。

简单的判断 QRS 波电轴偏移的方法是目测 I、II 和Ⅲ导联的 QRS 波主波方向。

- 电轴不偏：I、II 和Ⅲ导联主波向上。
- 电轴左偏：I 导联主波向上，II 和Ⅲ导联主波向下。
- 电轴右偏：I 导联主波向下，II 导联主波向上或向下，Ⅲ导联主波向上。

　QRS 波电轴计算方法如下。

（1）测量 I 和Ⅲ导联 R 波和 S 波的振幅，求其代数和。

（2）将代数和画在各自导联轴上，作一垂线。

（3）两垂线相交点，与中心 0 点相连，连线即为所求的 QRS 波电轴。

（4）QRS 波电轴与 I 导联正侧段之间的偏移角度，即为 QRS 波电轴的度数。

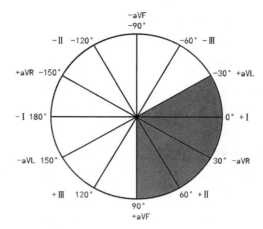

图 1−22　正常 QRS 波电轴

数字化心电图，
电轴常由算法自动计算

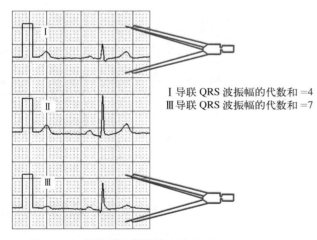

I 导联 QRS 波振幅的代数和 =4
Ⅲ导联 QRS 波振幅的代数和 =7

图 1−23　QRS 波电轴计算方法（一）

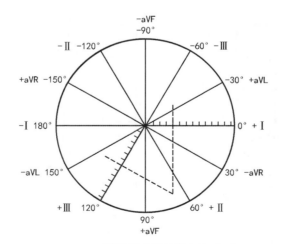

图 1−24　QRS 波电轴计算方法（二）

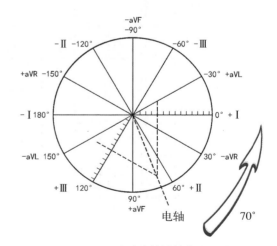

电轴　　70°

图 1−25　QRS 波电轴计算方法（三）

11

第一章 · 心电图总论

4.5 观察 ST 段与 T 波

心室除极形成的 QRS 波终止在 J 点，其后为心室复极形成的 ST 段和 T 波。正常时 J 点和 ST 段位于等电位线，ST 段终末部柔和转折，融入 T 波中。任何因素，只要影响到心室复极，都将引起 ST 段和 T 波改变。

ST 段可以发生移位，表现为抬高或压低，移位值参照等电位线。正常的胸导联，V1~V3 导联 J 点和 ST 段可抬高，但 V5 和 V6 导联通常位于等电位线。

T 波是不对称的圆钝的波，正常时 T 波方向与同导联的 QRS 波主波方向一致，QRS 波主波向上，T 波直立。aVR 导联主波向下，T 波应倒置。此外，Ⅲ 导联和 V1 导联 T 波也可倒置。

从 QRS 波开始至 T 波终点，为 QT 间期。

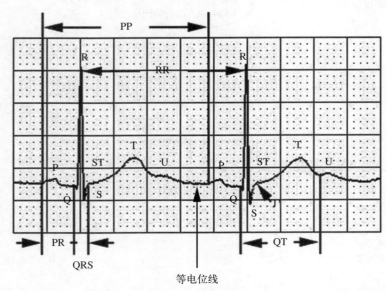

心室复极

图 1-26 ST 波与 T 波

4.6 心电图分析步骤

分析心电图的具体步骤如下。

- 心律：窦性或异位？
- 心率：正常、过速或过缓？
- 各个波段是否正常？

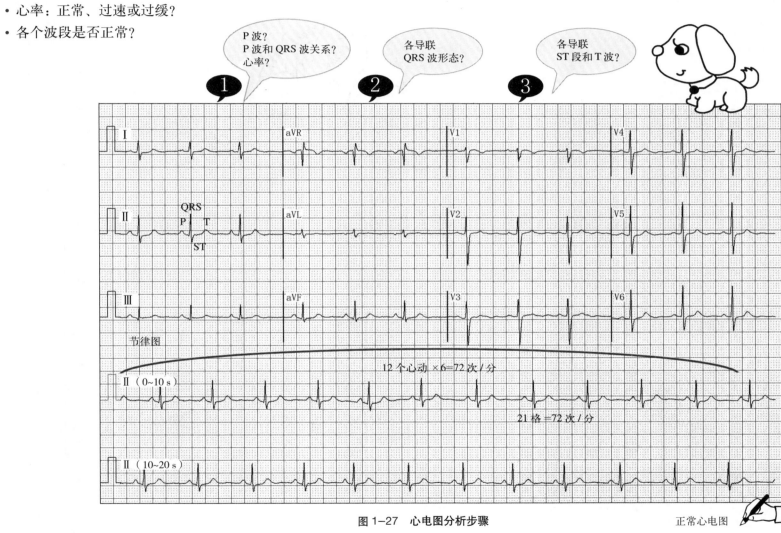

图 1-27　心电图分析步骤

正常心电图

5. 正常心电图

正常心电图诊断依据如下。

- 窦性心律。
- 心率：60~100 次 / 分。
- 各个波段正常。
- 电轴不偏。

在 12 导联上分析

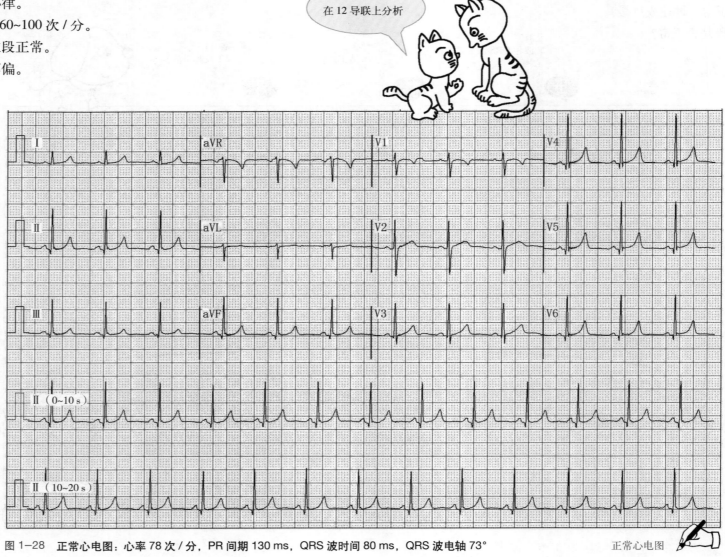

图 1-28　正常心电图：心率 78 次 / 分，PR 间期 130 ms，QRS 波时间 80 ms，QRS 波电轴 73°

正常心电图

第二章

心律失常

正常心律的起源和传导如下。

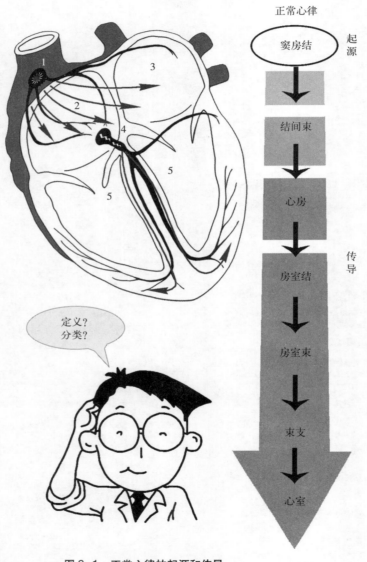

图 2-1　正常心律的起源和传导

心律失常的定义和形成原理如下。

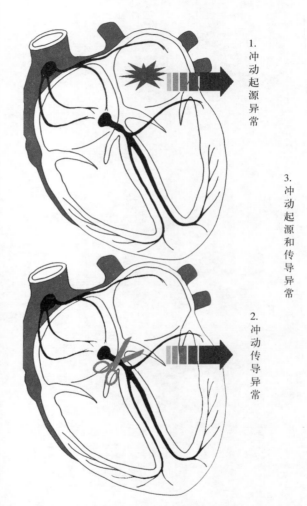

按形成原理分类：冲动起源异常、冲动传导异常、冲动起源和传导异常。

按临床类型分类：快速型和缓慢型。

图 2-2　心律失常形成原理

1. 窦性心律失常

心率的估算：计算心动周期的间隔格子数更为精确。

- 正常窦性心律，心率 60~100 次/分。
- 窦性心动过速：窦性心律，心率 >100 次/分。
- 窦性心动过缓：窦性心律，心率 <60 次/分。

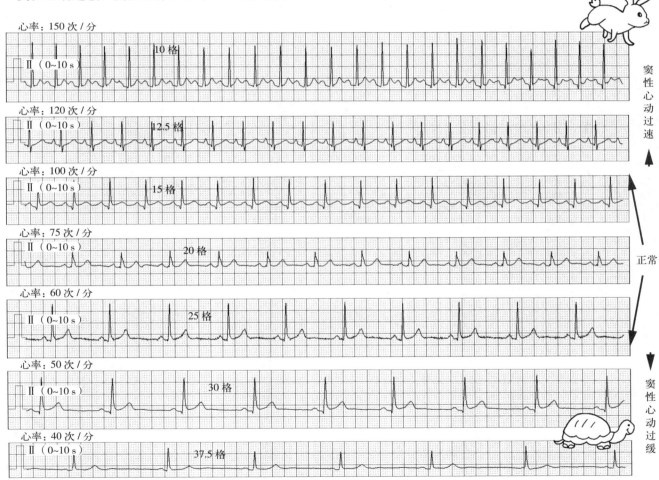

图 2-3　窦性心律与窦性心律失常

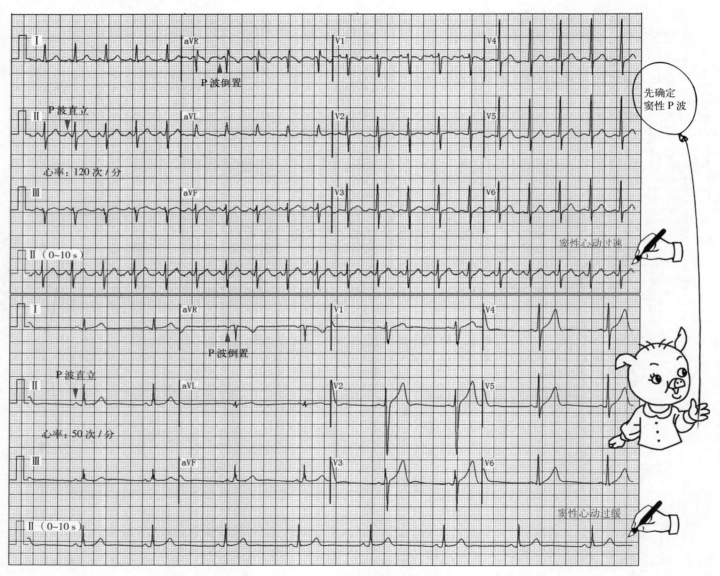

图 2-4　窦性心动过速与过缓

1.1.1　窦性心动过速

窦性心动过速的心率变化范围广，有时可达 180 次 / 分，尤其是儿童和青少年。诊断的关键是明确窦性 P 波。

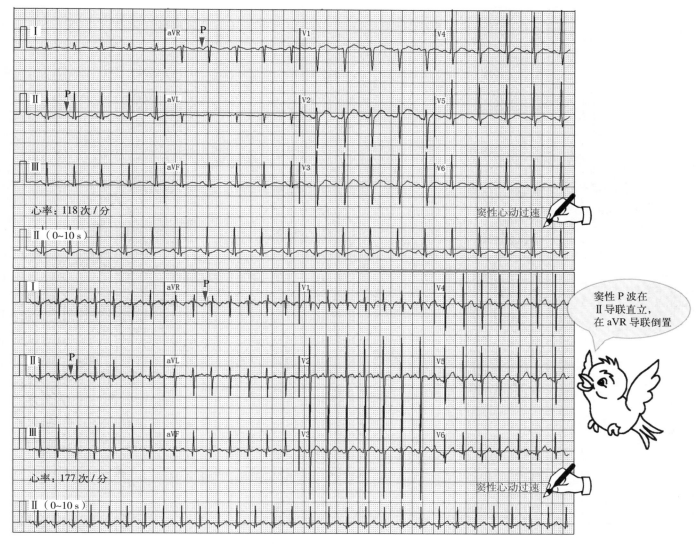

图 2-5　窦性心动过速：窦性心律，心率＞100 次 / 分

1.1.2 窦性心动过缓

窦性心动过缓的心率变化范围也较广，有时可低于 40 次 / 分，尤其是老年人。诊断的关键是明确窦性 P 波。

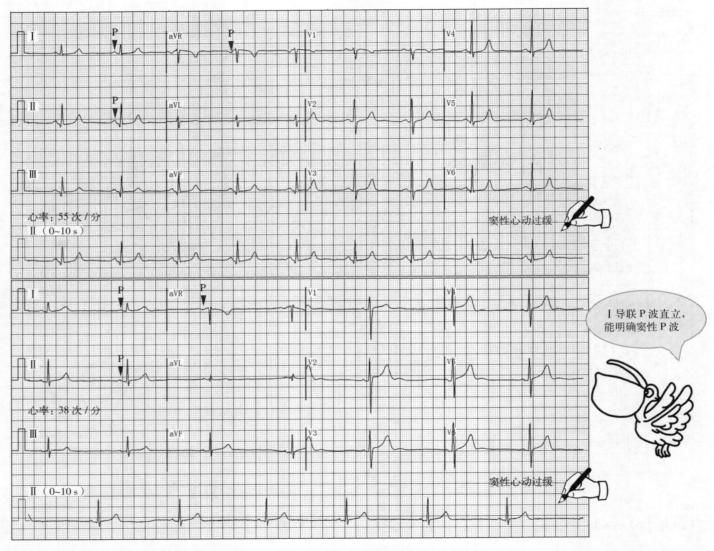

图 2-6　窦性心动过缓：窦性心律，心率 <60 次 / 分

1.2　窦性心律不齐

窦性心律不齐指窦性心律的节律不齐。若 PP 间期差值 >120 ms，定为窦性心律不齐。

与呼吸运动有关的不齐，称为呼吸性窦性心律不齐。

在儿童和青少年中，窦性心律不齐常是正常的生理现象。

窦性 P 波的
间期不等

窦性心律不齐

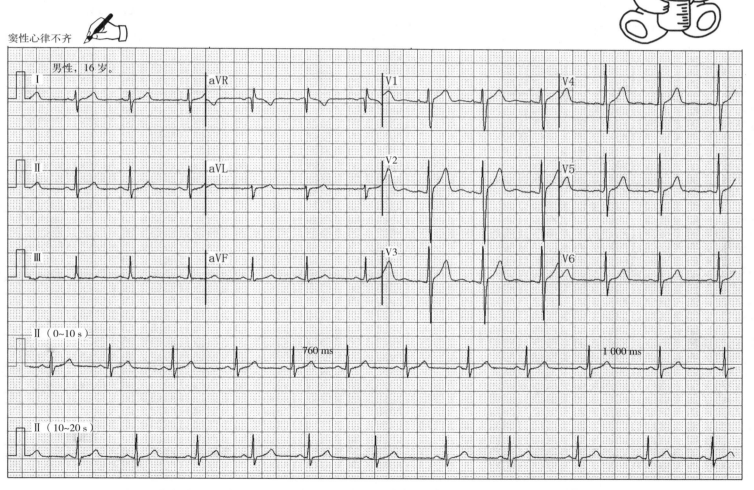

图 2-7　窦性心律不齐。平均心率 66 次 / 分，PP 间期最大差异为 240 ms，P 波形态相同

1.2.1　窦性心律不齐伴窦性心动过缓

窦性心律不齐可伴有窦性心动过缓，常见于老年人。

显著的窦性心动过缓伴窦性心律不齐，常提示窦房结功能不全。

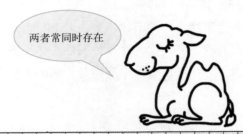

两者常同时存在

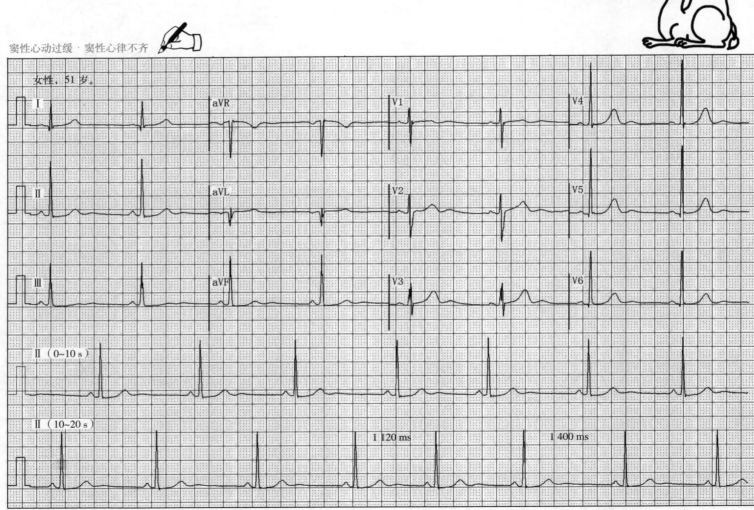

窦性心动过缓·窦性心律不齐

女性，51 岁。

I　aVR　V1　V4

II　aVL　V2　V5

III　aVF　V3　V6

II（0~10 s）

II（10~20 s）　1 120 ms　1 400 ms

图 2-8　窦性心律不齐伴窦性心动过缓。平均心率 45 次 / 分，PP 间期差异为 280 ms，P 波形态相同

1.2.2 窦性心律不齐伴窦性心动过速

窦性心律不齐也可伴有窦性心动过速，常见于儿童和青少年，多为正常的生理现象。

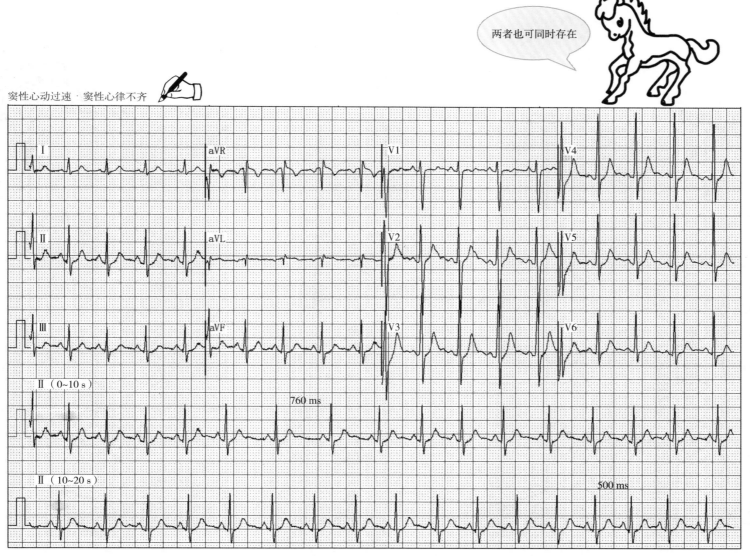

两者也可同时存在

图 2-9　窦性心律不齐伴窦性心动过速。男性，17 岁，平均心率 104 次 / 分；PP 间期差异为 260 ms，P 波形态相同

1.3 窦性停搏（静止）

窦性停搏指窦房结在一定长的时间内暂时不产生冲动，以致不能激动心房或整个心脏。

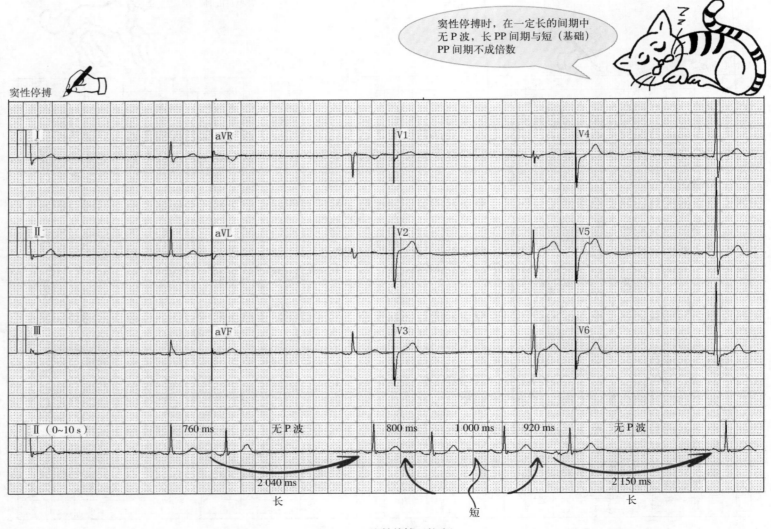

图 2-10　窦性停搏（静止）

1.3.1　窦性停搏伴窦性心动过缓

窦性停搏提示窦房结功能不全，常伴有窦性心动过缓和窦性心律不齐。

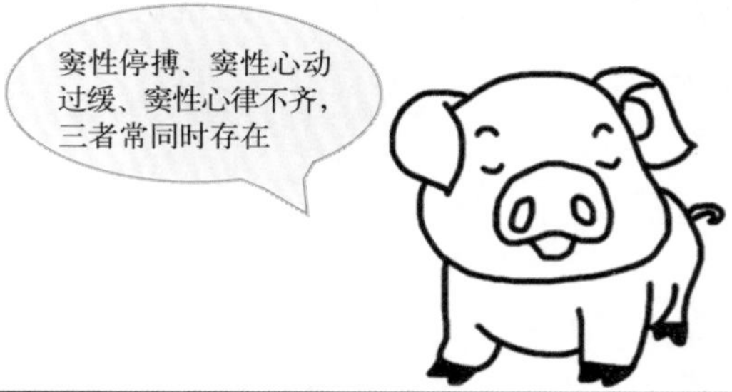

窦性心动过缓·窦性心律不齐·窦性停搏

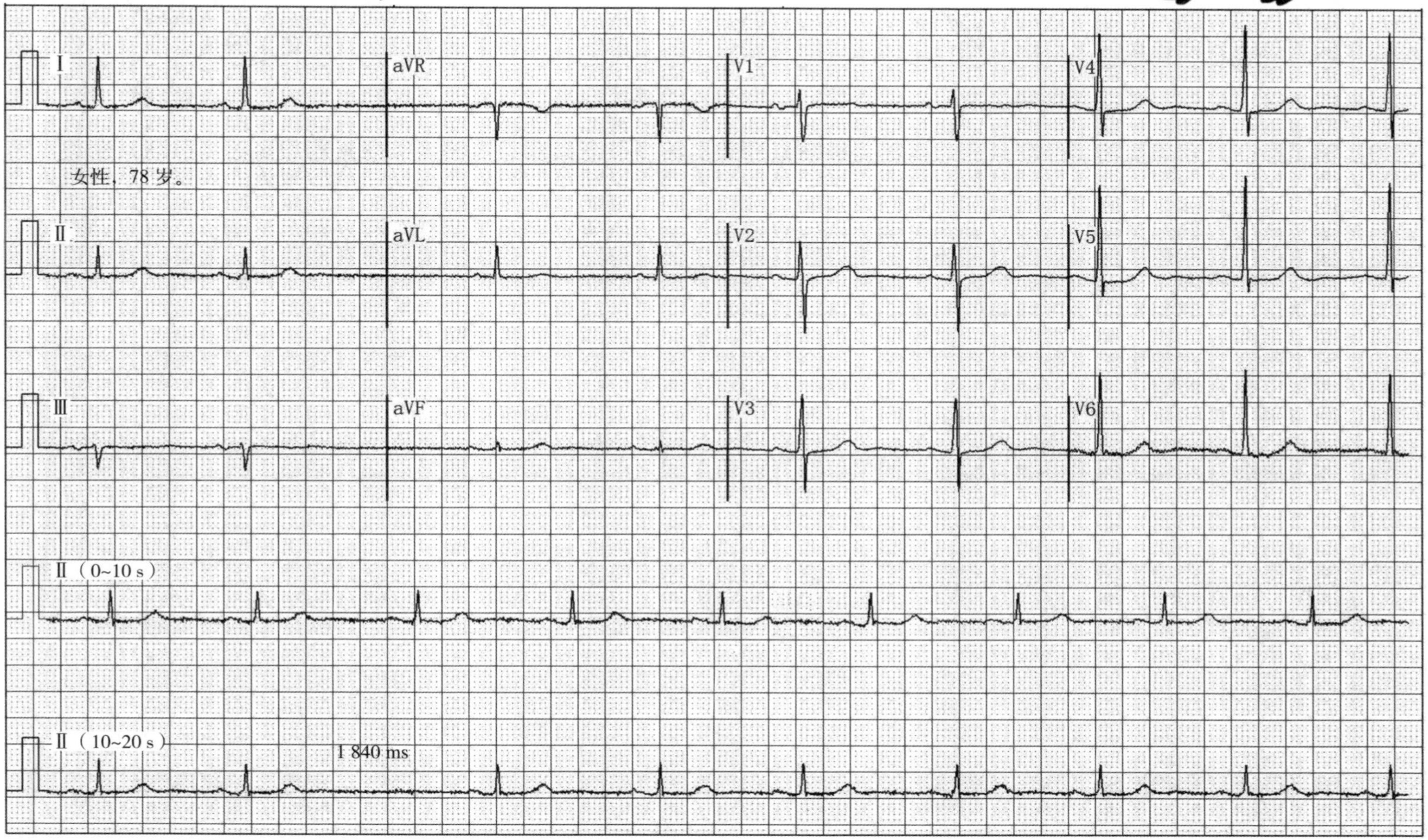

图 2-11　窦性停搏伴窦性心动过缓。平均心率 54 次/分

窦性停搏的时间长度尚无统一的标准，通常认为 >2 000 ms 更有临床意义。有时窦性停搏可以伴有显著的窦性心动过缓。

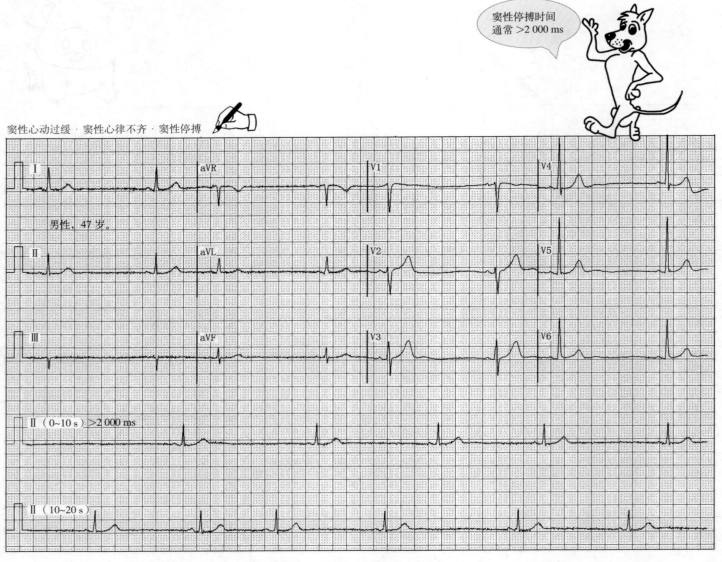

图 2–12　窦性停搏伴窦性心动过缓。平均心率 37 次 / 分

2. 快速型心律失常

快速型心律失常是指单位时间内心跳次数增加。一般包括四种类型：期前收缩、心动过速、扑动和颤动。

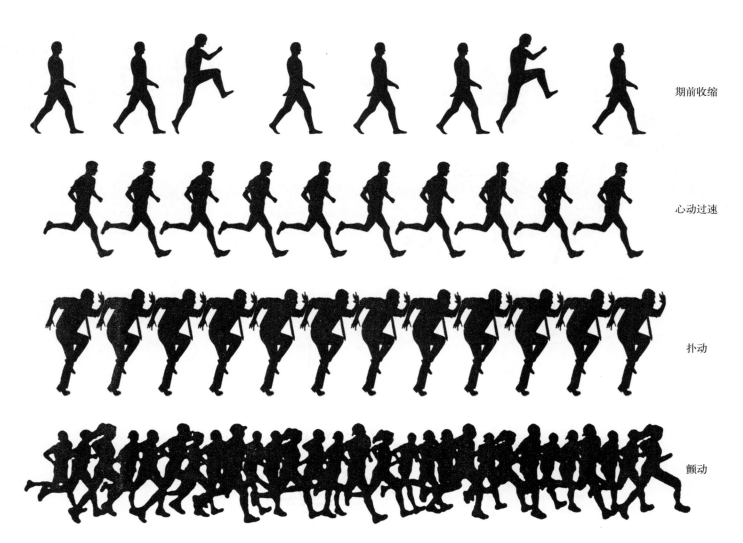

期前收缩

心动过速

扑动

颤动

图 2-13　快速型心律失常的类型

2.1 期前收缩

异位节律点提早的搏动即为期前收缩，简称早搏。

期前收缩按照冲动起源点的部位分为：房性期前收缩、交界性期前收缩和室性期前收缩。

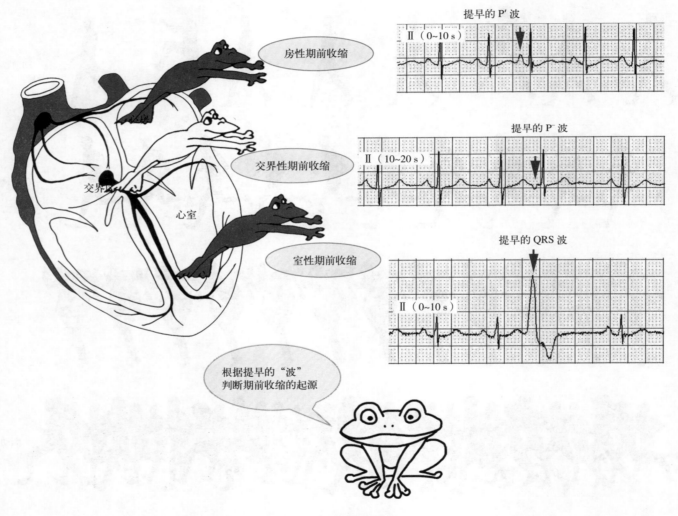

图 2-14　期前收缩及类型

描述期前收缩的用词有：联律间期、代偿和代偿间期。

· 联律间期：是指期前收缩和前窦性心动之间的间期，也称为偶联间期。联律间期越短，期前收缩的提早量越大。

· 代偿：是指期前收缩和后窦性心动之间的间期，即期前收缩后的长间期。出现期前收缩后长间期的原因是：期前收缩提前出现，代替了正常的窦性心动，窦性心动将在一定长的间期后出现。

· 代偿间期：是指夹有期前收缩的 PP 间期或 RR 间期。代偿间期 = 期前收缩前短间期（联律间期）+ 期前收缩后长间期（代偿）。若代偿间期等于 2 倍基本 PP 间期，为代偿间期完全；若小于 2 倍，为代偿间期不完全。

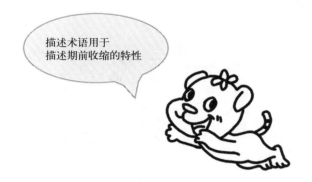

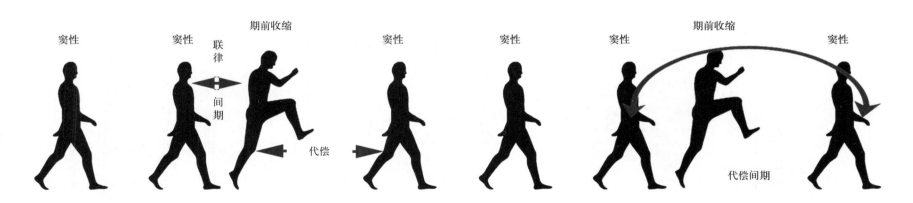

图 2-15　期前收缩的描述

第二章·心律失常

2.1.1 房性期前收缩

房性期前收缩时，提早的冲动起源于窦房结以外的心房。

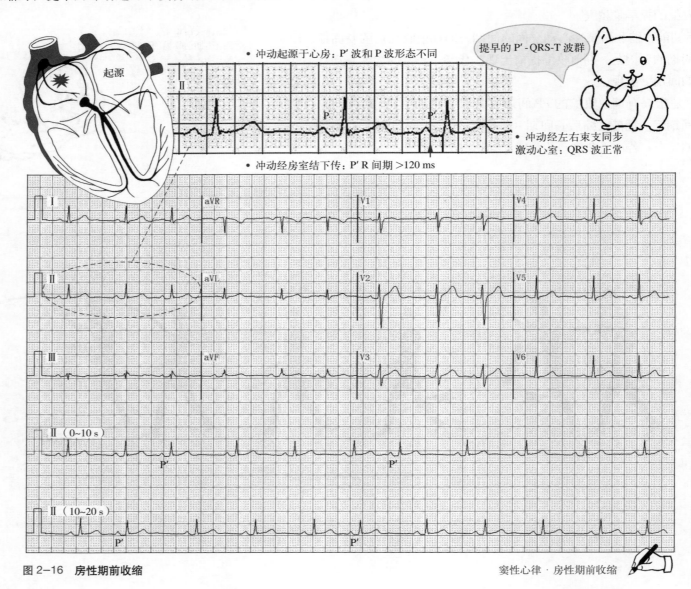

图 2-16　房性期前收缩

* 冲动起源于心房：P′波和P波形态不同

提早的 P′ - QRS-T 波群

* 冲动经左右束支同步 激动心室：QRS 波正常

* 冲动经房室结下传：P′R 间期 >120 ms

若心房冲动提前激动窦房结，则代偿间期 < 2 倍 PP 间期，代偿间期不完全。

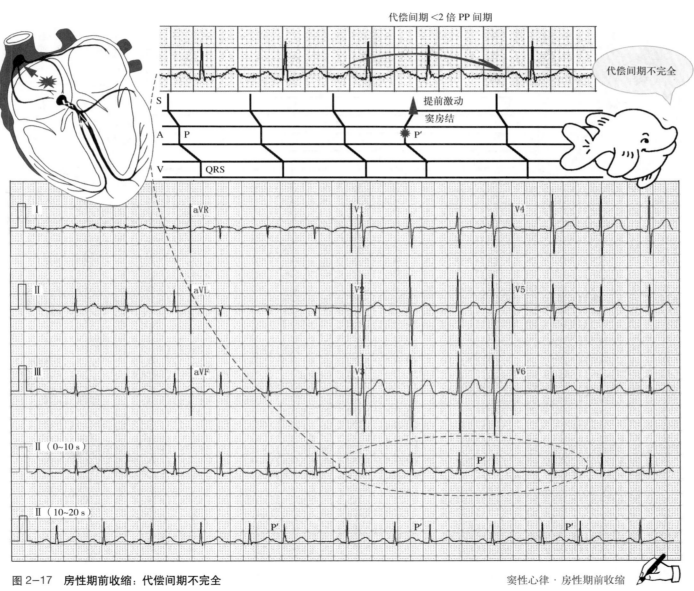

图 2-17　房性期前收缩：代偿间期不完全

窦性心律 · 房性期前收缩

第二章 · 心律失常

若心房提前的冲动遇到交界区不应期，不能下传心室，则 P′ 波后无 QRS 波。

32

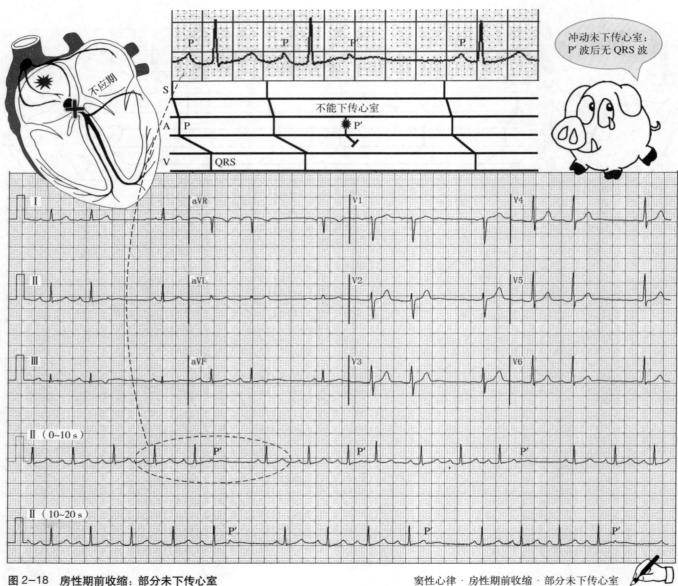

图 2-18　房性期前收缩：部分未下传心室

窦性心律 · 房性期前收缩 · 部分未下传心室

心房提早的冲动进入心室时，若遇到一处或多处心室内传导束仍处于不应期，传导速度降低或中断，则产生宽大畸形的 QRS 波，称为心室内差异传导。

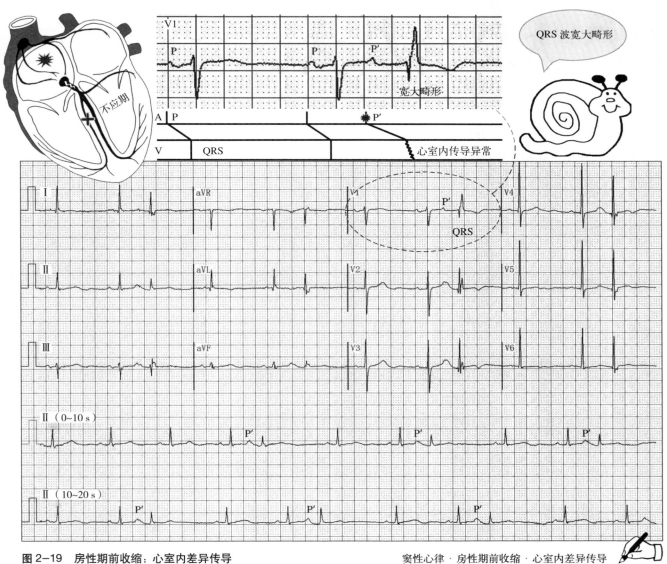

图 2-19　房性期前收缩：心室内差异传导

窦性心律·房性期前收缩·心室内差异传导

若每次窦性心动后发生一次期前收缩，称为期前收缩二联律。

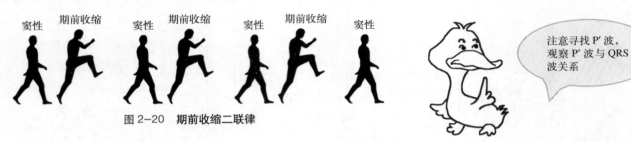

图 2-20　期前收缩二联律

连续房性期前收缩二联律时，不能测量代偿间期是否完全，只有当图中有连续两次窦性激动时才能测定。

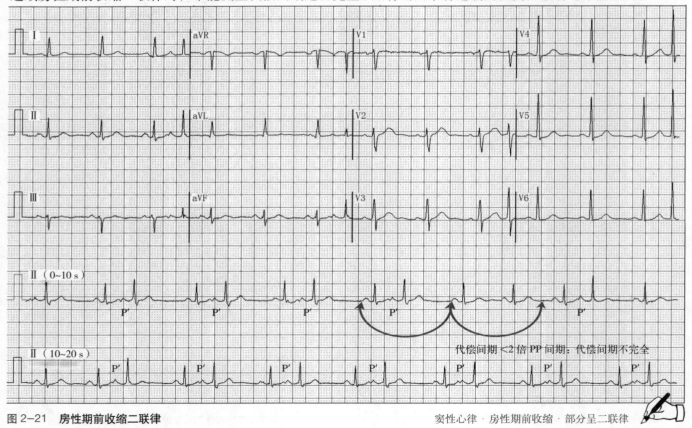

图 2-21　房性期前收缩二联律

窦性心律·房性期前收缩·部分呈二联律

若每两次窦性心动后发生一次期前收缩，或每次窦性心动后发生两次期前收缩，称为期前收缩三联律。

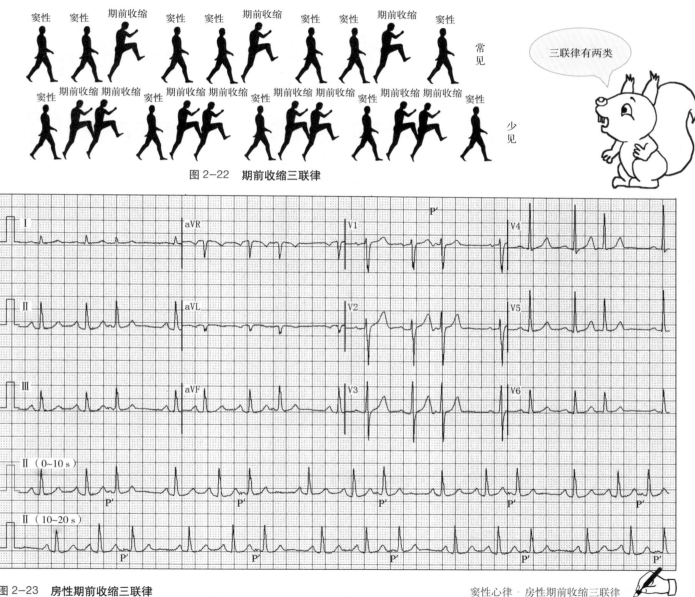

图 2-22　期前收缩三联律

图 2-23　房性期前收缩三联律

窦性心律·房性期前收缩三联律

连续每次窦性心动后发生两次期前收缩，也称为期前收缩真三联律。

连续两次期前收缩称为期前收缩连发。

期前收缩连发
也称为成对

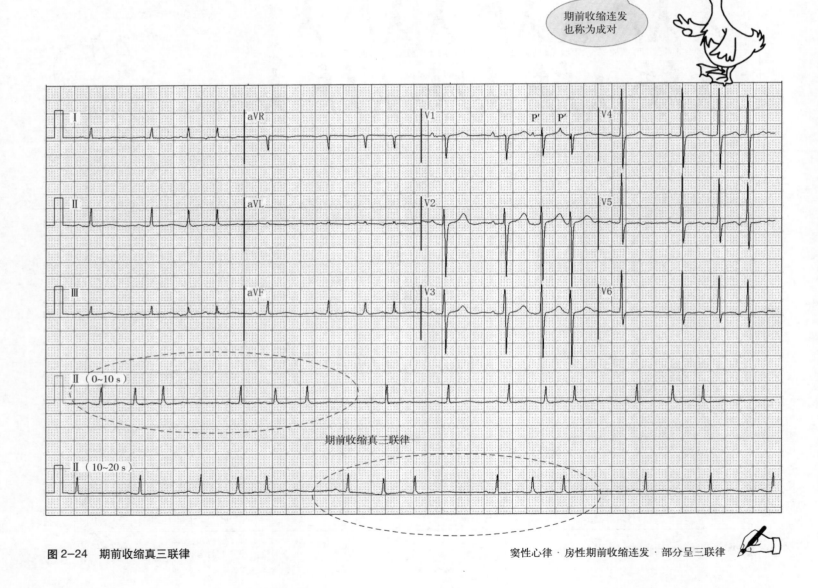

图 2-24 期前收缩真三联律

窦性心律·房性期前收缩连发·部分呈三联律

2.1.2 交界性期前收缩

交界性期前收缩时，提早的冲动起源于房室交界区。

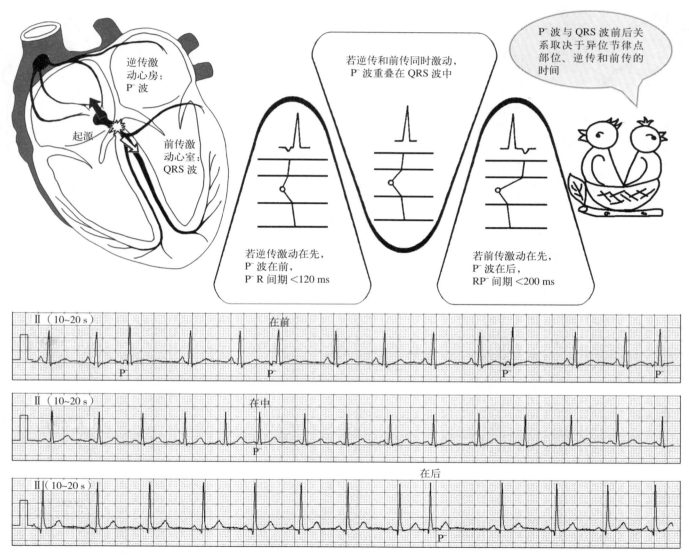

图 2-25　交界性期前收缩：P⁻ 波与 QRS 波的关系

交界性期前收缩时，逆行 P⁻ 波在 II 导联中倒置，在 aVR 导联中直立。

逆行 P⁻ 波在 II 导联中倒置，
在 aVR 导联中直立。

提早的 P⁻-QRS-T 波群，
P⁻ 在前，P⁻R 间期 <120 ms

38

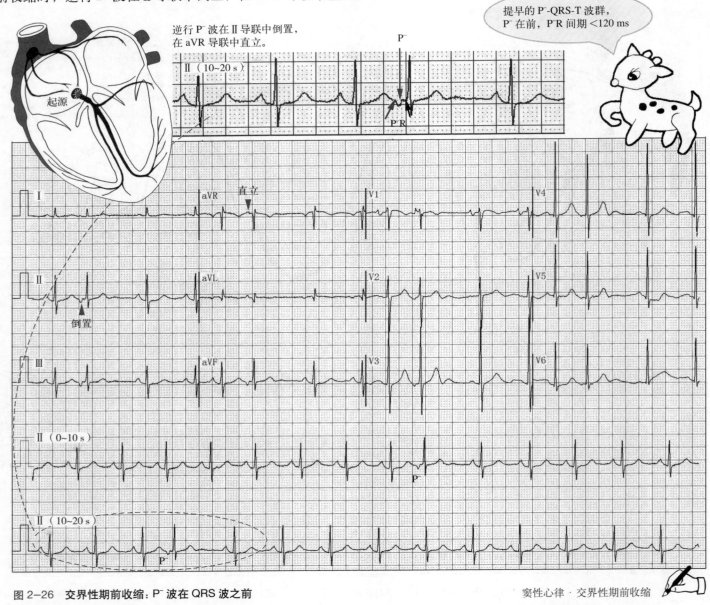

图 2-26　交界性期前收缩：P⁻ 波在 QRS 波之前

P⁻ 波也可在 QRS 波中或 QRS 波后；心室内也可发生差异传导。

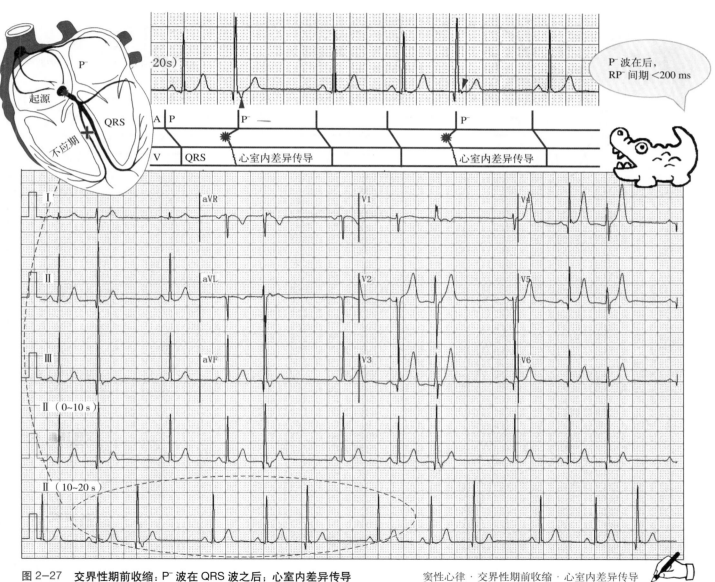

图 2-27　**交界性期前收缩：P⁻ 波在 QRS 波之后；心室内差异传导**

窦性心律·交界性期前收缩·心室内差异传导

若冲动不能提前激动窦房结，则代偿间期完全。

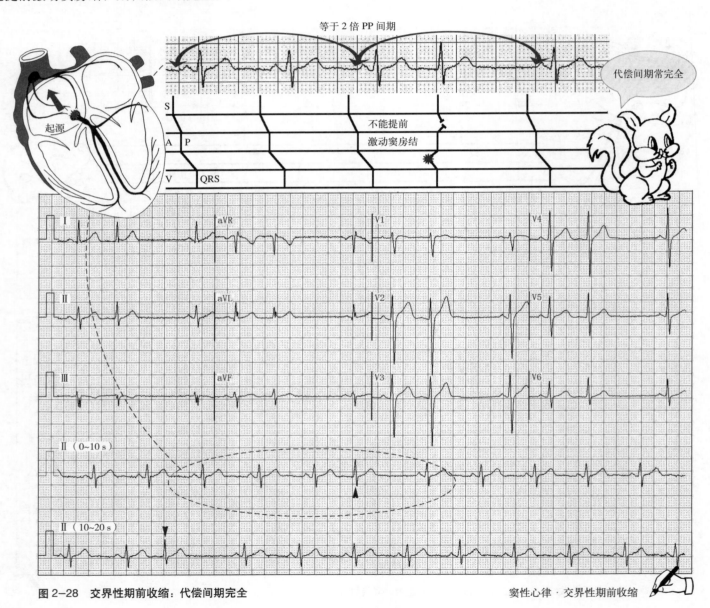

图 2-28　交界性期前收缩：代偿间期完全

窦性心律·交界性期前收缩

若冲动提前激动窦房结，则代偿间期不完全。

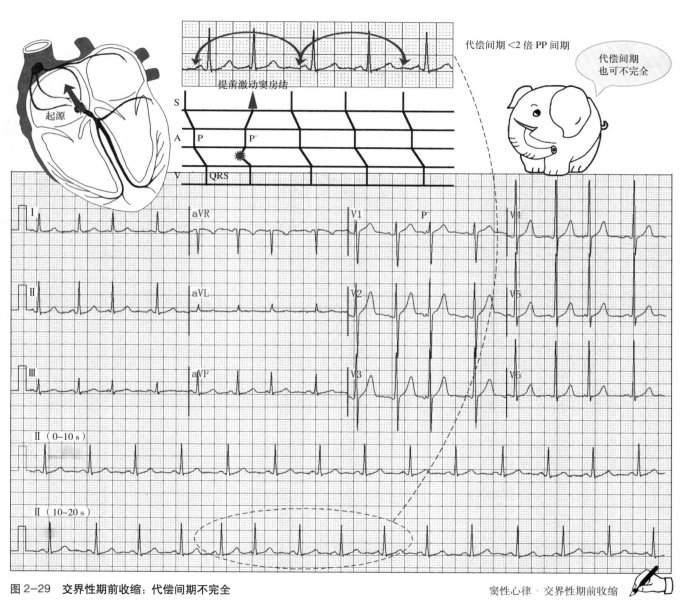

代偿间期<2 倍 PP 间期

代偿间期
也可不完全

提前激动窦房结

图 2-29　交界性期前收缩：代偿间期不完全

2.1.3 室性期前收缩

室性期前收缩时，提早的冲动起源于心室。

• 冲动并非经左右束支同步激动心室，故 QRS 波宽大畸形

• 提早的 QRS-T 波群，QRS 波宽大畸形

• 前无相关 P 波

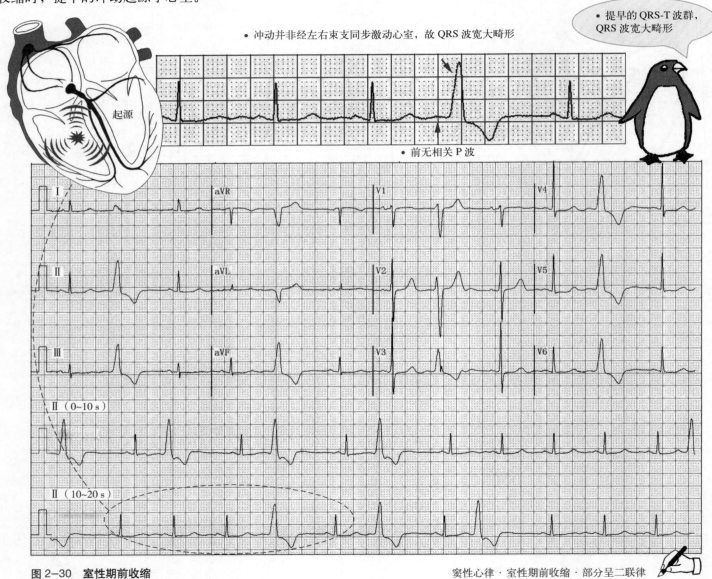

图 2-30　室性期前收缩

窦性心律·室性期前收缩·部分呈二联律

心室冲动不能提前激动窦房结，心室激动时心房激动不能下传心室，则代偿间期完全。

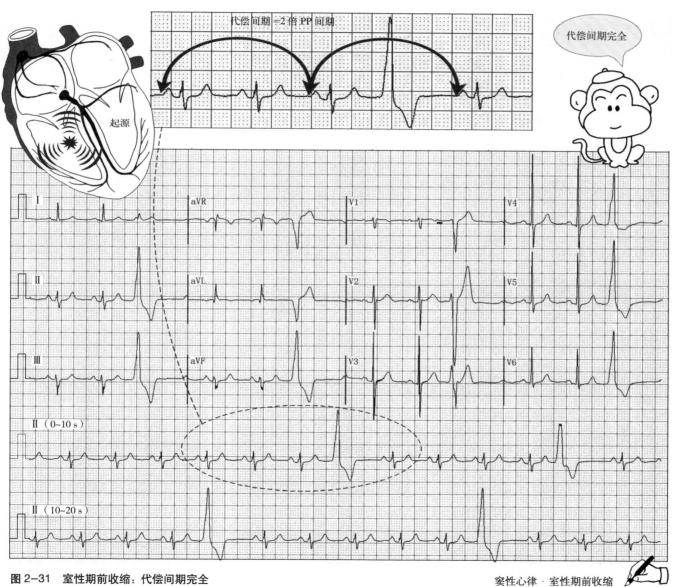

代偿间期 = 2 倍 PP 间期

代偿间期完全

起源

图 2-31 室性期前收缩：代偿间期完全

窦性心律 · 室性期前收缩

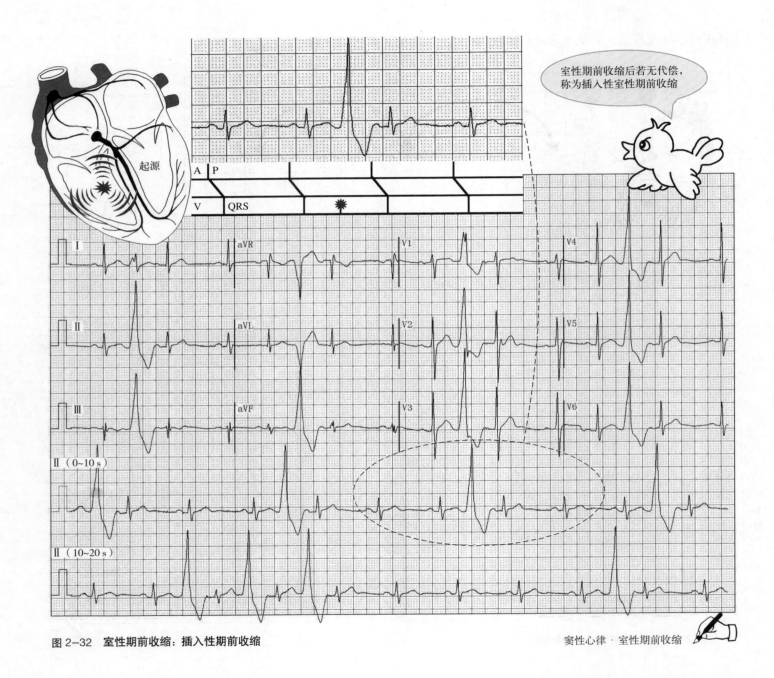

图 2-32　室性期前收缩：插入性期前收缩

窦性心律·室性期前收缩

心室不同部位起源的期前收缩，在同一导联上 QRS 波形态不同、联律间期不等，称为多源室性期前收缩。

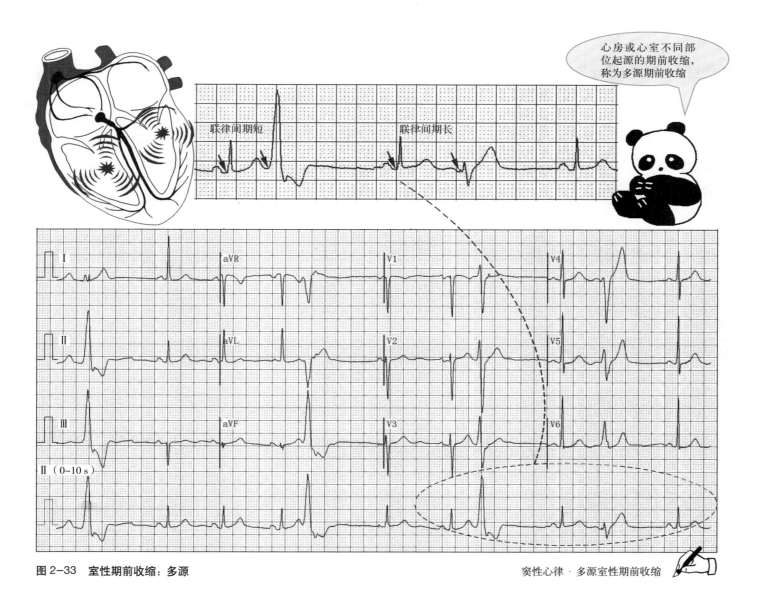

图 2-33　室性期前收缩：多源

窦性心动过速·室性期前收缩二联律

二联律和三联律是对期前收缩频发程度的描述

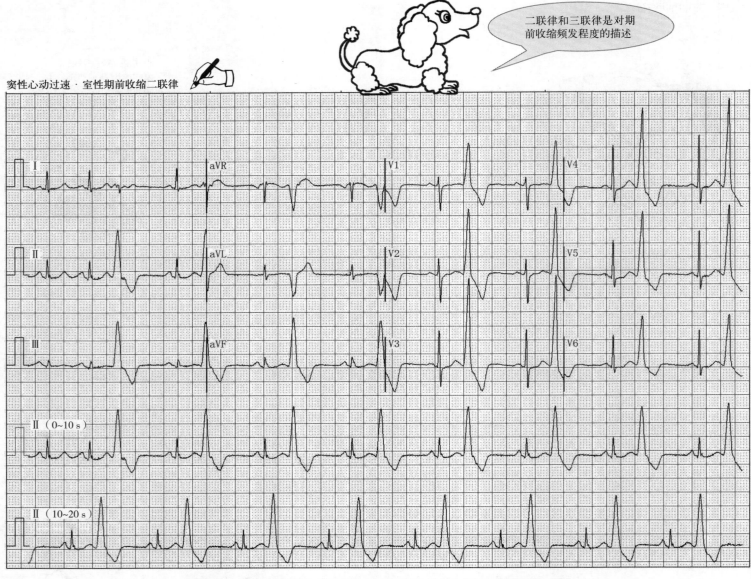

图 2-34　室性期前收缩二联律（单一起源：QRS 波形态相同，联律间期相等）

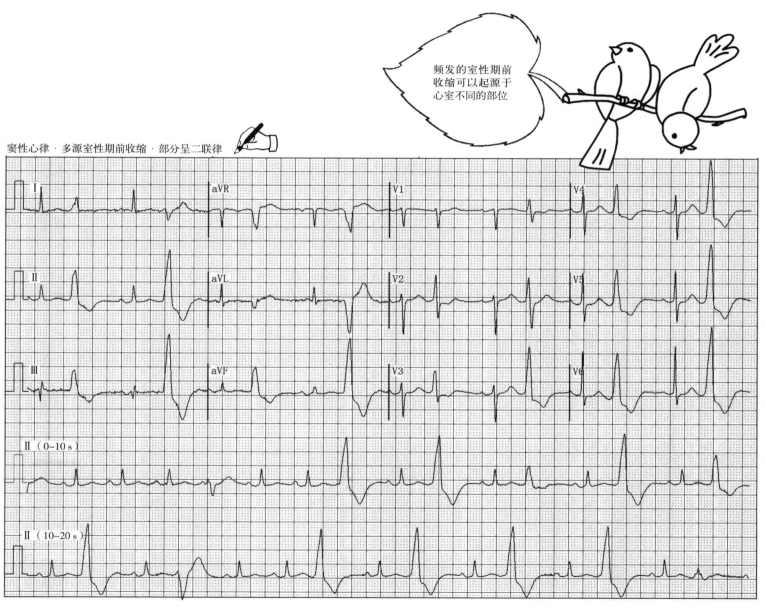

窦性心律·多源室性期前收缩·部分呈二联律

频发的室性期前收缩可以起源于心室不同的部位

图 2-35　室性期前收缩，部分二联律（多源：QRS 波形态不同，联律间期不等）

窦性心动过速·室性期前收缩三联律

对期前收缩的频发程度应有描述性诊断

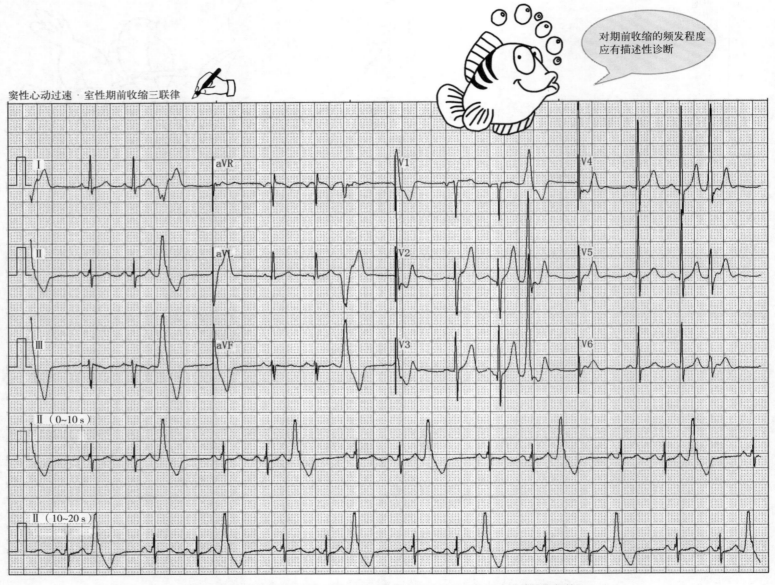

图 2-36　室性期前收缩三联律（单一起源：QRS 波形态相同，联律间期相等）

插入性期前收缩中最常见的是室性期前收缩。

插入性期前
收缩无代偿

窦性心律·插入性室性期前收缩呈三联律·T 波改变

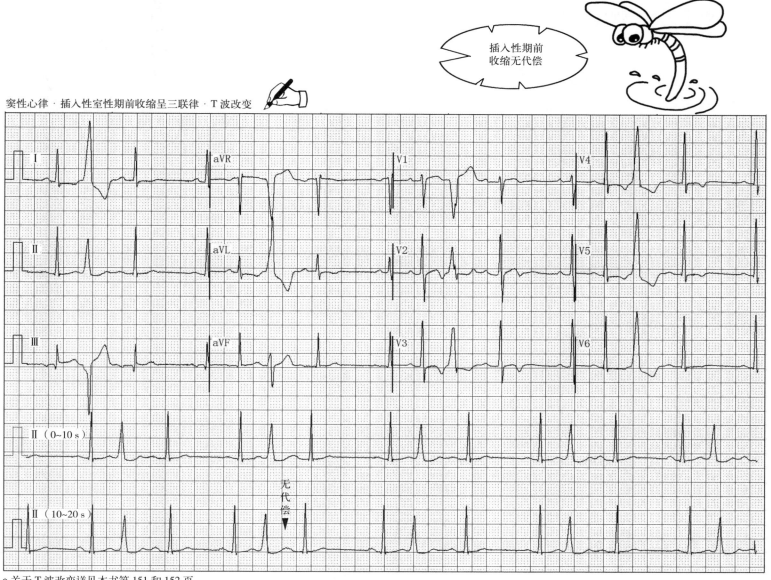

* 关于 T 波改变详见本书第 151 和 152 页。　　**图 2-37　插入性室性期前收缩（所有的室性期前收缩均呈插入性）**

若室性期前收缩连发中的 QRS 波形态相同，则为单源室性期前收缩连发。

在每次窦性心动后发生两次期前收缩（连发）所形成的三联律并不常见。

期前收缩
真三联律

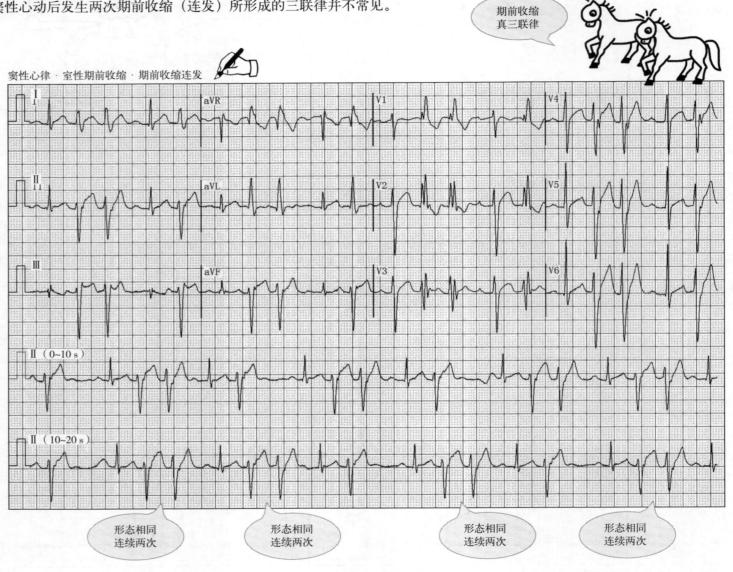

窦性心律・室性期前收缩・期前收缩连发

形态相同
连续两次

形态相同
连续两次

形态相同
连续两次

形态相同
连续两次

图 2-38　室性期前收缩：单源

若室性期前收缩连发中的 QRS 波形态不同，则为多源室性期前收缩连发。

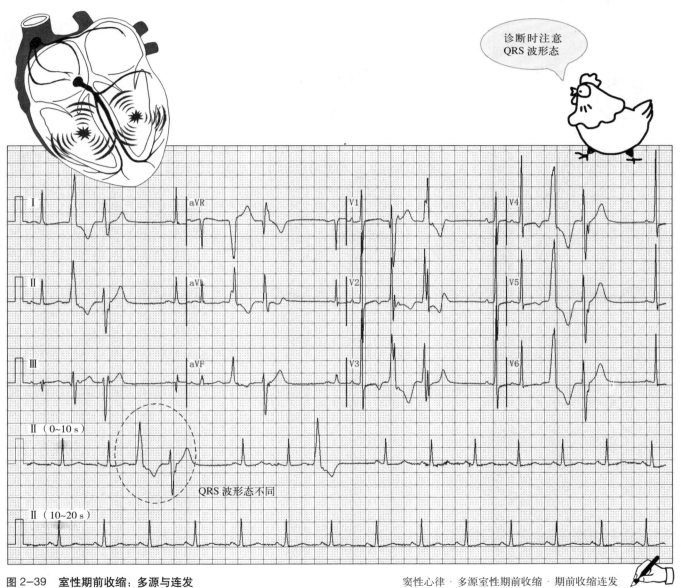

图 2-39　室性期前收缩：多源与连发

窦性心律·多源室性期前收缩·期前收缩连发

房室分离是指心房和心室被两个不同节律点的冲动所激动。

在室性期前收缩中，心房被窦性冲动激动，心室被室性冲动激动。

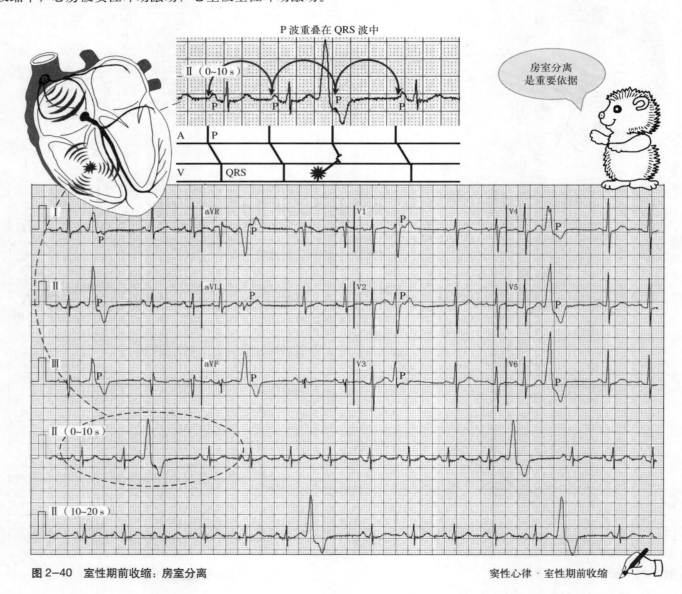

图 2-40　室性期前收缩：房室分离

房室分离时，P 波重叠在室性期前收缩的 QRS 波前，期前收缩的 QRS 波与其他期前收缩的 QRS 波相同。

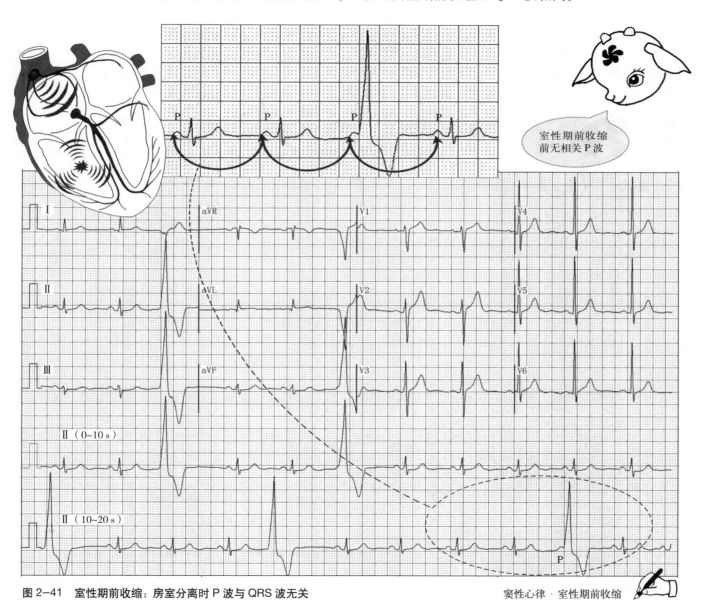

图 2-41　室性期前收缩：房室分离时 P 波与 QRS 波无关

两个起源的冲动同时激动心房或心室，称为融合现象。

心室融合波的产生原因是窦性（或房性）和室性冲动同时激动心室。

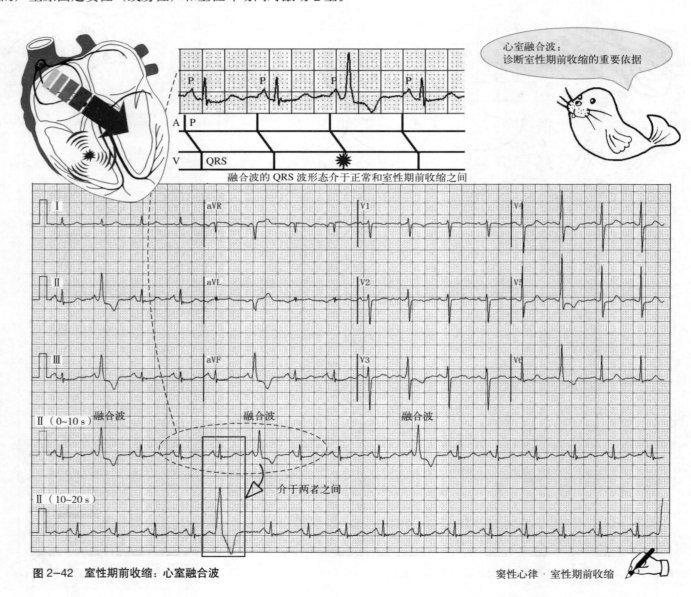

心室融合波：
诊断室性期前收缩的重要依据

融合波的 QRS 波形态介于正常和室性期前收缩之间

54

图 2-42 室性期前收缩：心室融合波

窦性心律·室性期前收缩

有时在同一图中可以同时出现房室分离和心室融合波，常见于联律间期较长的室性期前收缩。

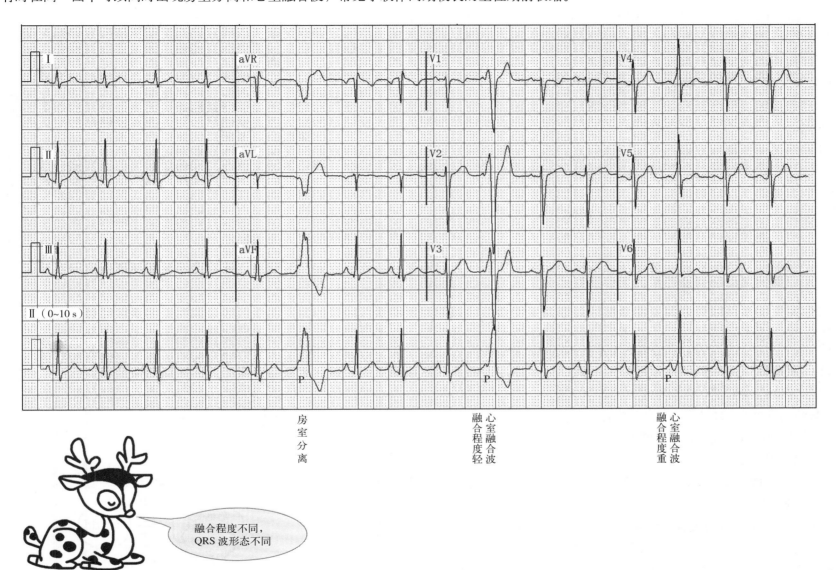

图 2-43　室性期前收缩：房室分离与心室融合波

2.2 异位心动过速

三个或三个以上连续出现的快速异位心动称为异位心动过速，按照起源部位分为：房性、交界性和室性心动过速。

- 房性心动过速：三个或三个以上连续 P′ 波。
- 交界性心动过速：三个或三个以上连续 P⁻ 波。
- 室性心动过速：三个或三个以上连续 QRS 波。

异位心动过速有如下两种类型。

- 阵发性心动过速：常见，突然发生和终止，发作时心率较快。
- 非阵发性心动过速：不常见，发生和终止非突然，发作时心率较慢。

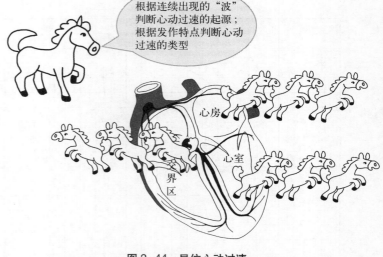

图 2-44 异位心动过速

2.2.1 短阵异位心动过速

异位心动过速的持续时间不等，或数秒、数分，或数小时、数天，乃至持续存在。

按照心动过速持续时间，在心电图上常有不同的描述性诊断。

（1）持续时间短：

- 以"数秒"来计算，称为短阵异位心动过速。
- 起源部位分为：房性、交界性和室性。
- 心动过速持续时间短，易于鉴别诊断。

（2）持续时间长：

- 以"数十秒"或"数分"来计算，称为阵发性异位心动过速或非阵发性异位心动过速。
- "阵发性"和"非阵发性"的发生和终止不同、心率不同。心电图记录时间有限，常不能记录心动过速的全过程，因此常以"心率"来区分。
- 起源部位分为：房性、交界性和室性。
- 心动过速持续时间长，不易鉴别诊断。

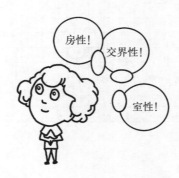

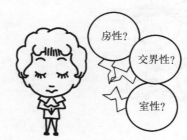

2.2.1.1　短阵房性心动过速

短阵房性心动过速指连续快速的冲动，起源于窦房结以外的心房。

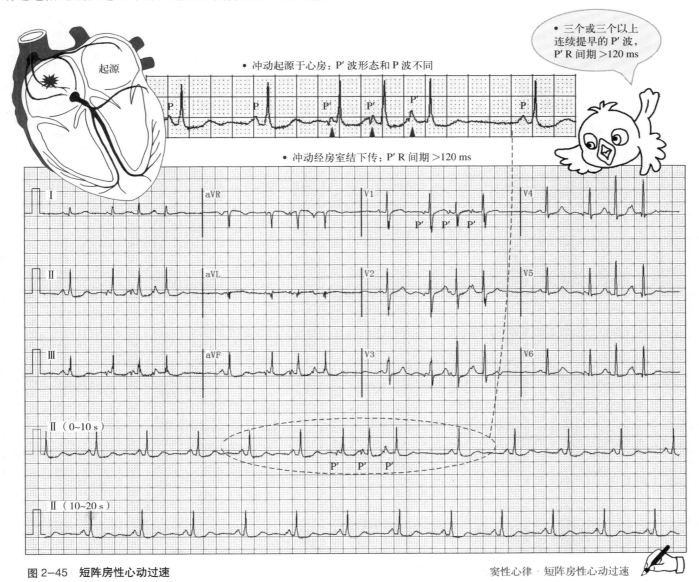

图 2-45　**短阵房性心动过速**

窦性心律·短阵房性心动过速

关于短阵房性心动过速与阵发性房性心动过速，目前尚无统一的时间定义。

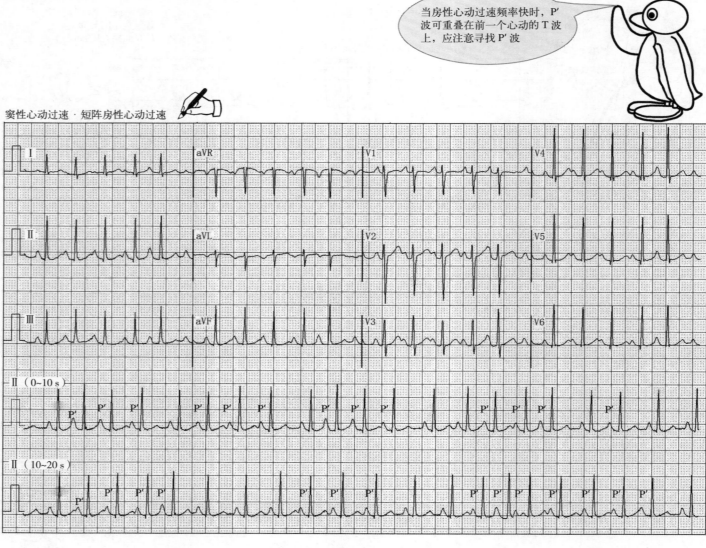

图 2-46　短阵房性心动过速：P′ 波可能重叠于 T 波上

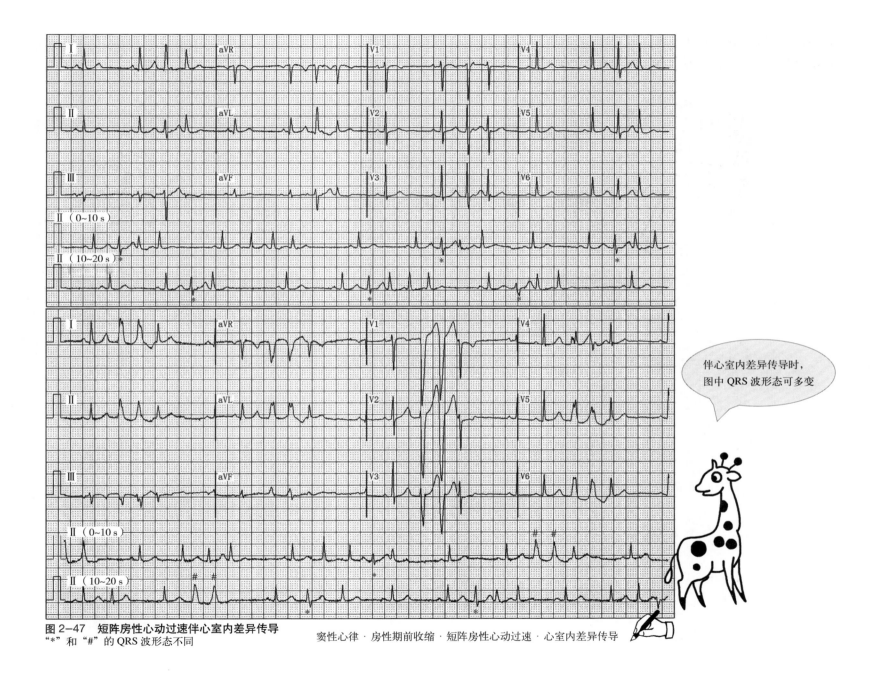

伴心室内差异传导时，图中 QRS 波形态可多变

图 2-47　短阵房性心动过速伴心室内差异传导

"*"和"#"的 QRS 波形态不同

窦性心律·房性期前收缩·短阵房性心动过速·心室内差异传导

2.2.1.2 短阵交界性心动过速

起源于房室交界区的心动过速，称交界性心动过速。

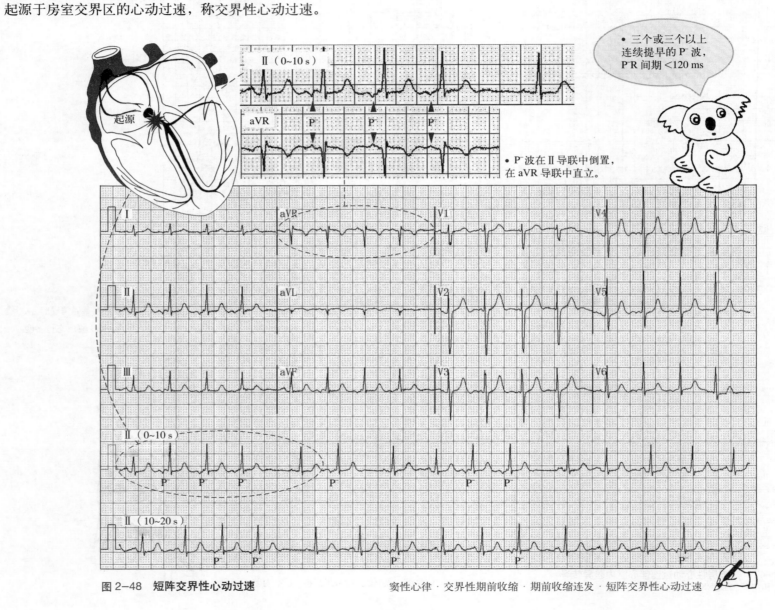

• 三个或三个以上连续提早的 P⁻ 波，P⁻R 间期 <120 ms

• P⁻波在 II 导联中倒置，在 aVR 导联中直立。

图 2-48　短阵交界性心动过速

窦性心律 · 交界性期前收缩 · 期前收缩连发 · 短阵交界性心动过速

2.2.1.3　短阵室性心动过速

起源于心室的心动过速，称室性心动过速。

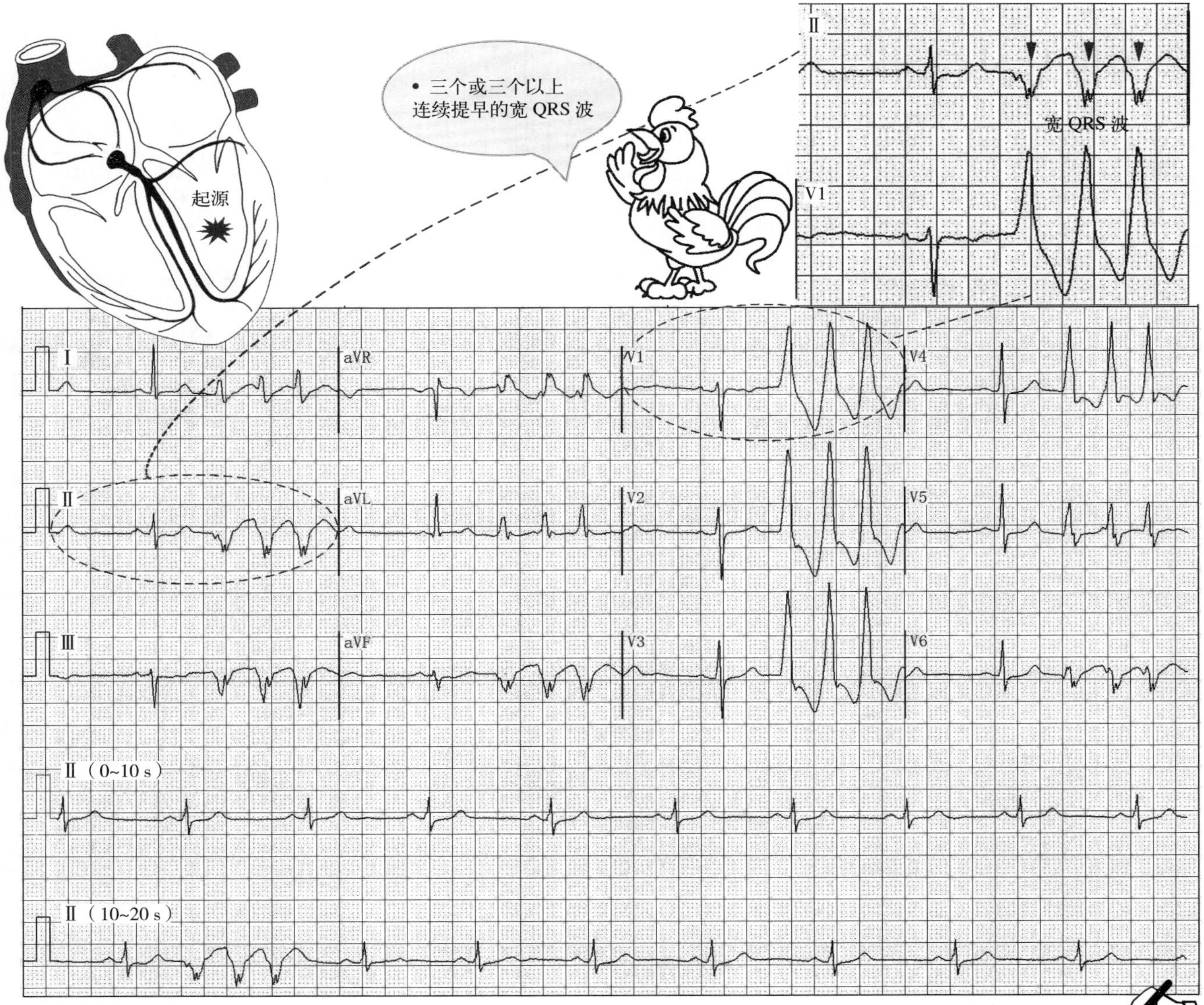

起源
• 三个或三个以上
连续提早的宽 QRS 波
Ⅱ
宽 QRS 波
V1
I
aVR
V1
V4
Ⅱ
aVL
V2
V5
Ⅲ
aVF
V3
V6
Ⅱ（0~10 s）
Ⅱ（10~20 s）

图 2–49　短阵室性心动过速　　窦性心律 · 短阵室性心动过速

在诊断异位心律失常时，不要遗漏对窦性心律失常的诊断。

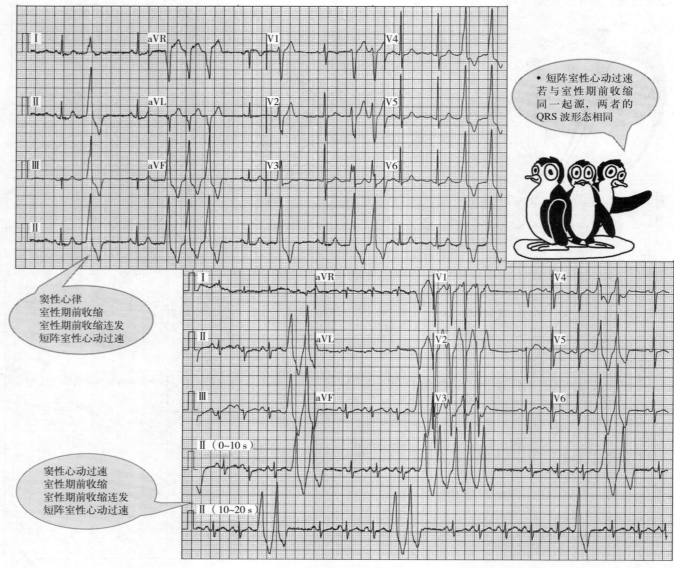

窦性心律
室性期前收缩
室性期前收缩连发
短阵室性心动过速

窦性心动过速
室性期前收缩
室性期前收缩连发
短阵室性心动过速

• 短阵室性心动过速若与室性期前收缩同一起源，两者的QRS波形态相同

图2-50　短阵室性心动过速与室性期前收缩同一起源

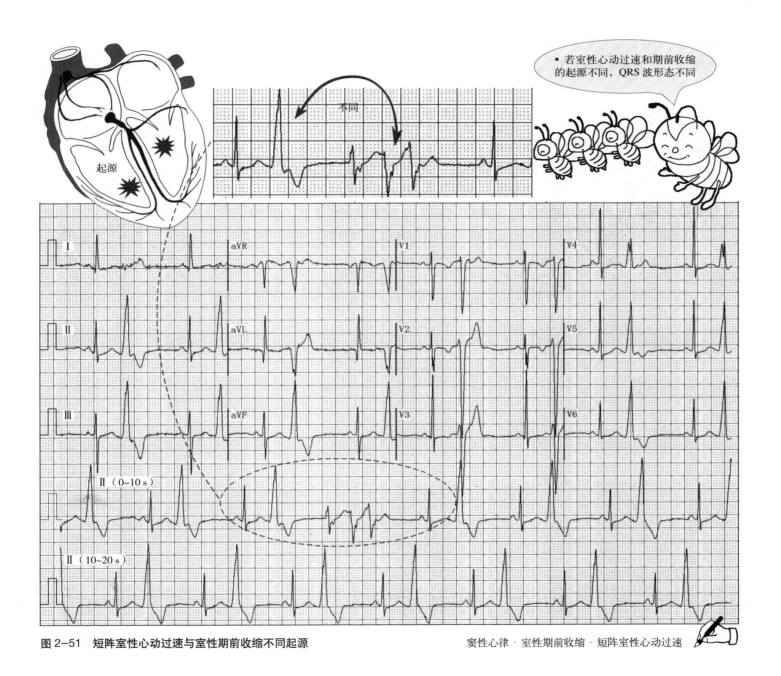

图 2-51 短阵室性心动过速与室性期前收缩不同起源　　　　　　窦性心律 · 室性期前收缩 · 短阵室性心动过速

若心房和心室由不同的节律点所激动，则称房室分离。

此时 P 波与室性的 QRS 波重叠，QRS 波与其他室性的 QRS 波相同。

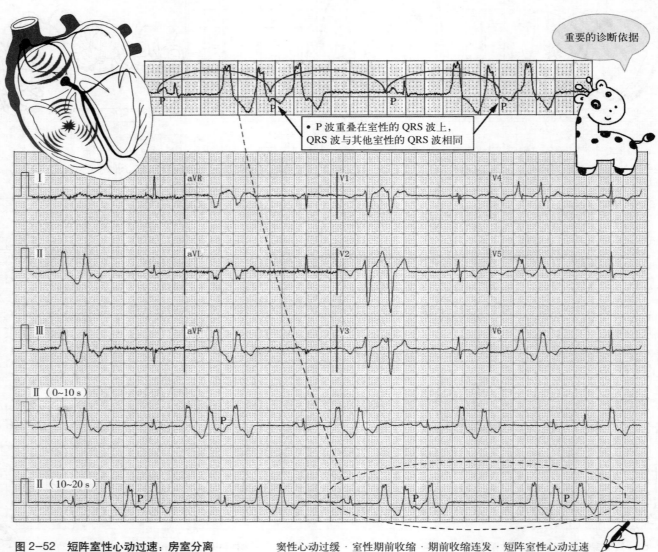

重要的诊断依据

• P 波重叠在室性的 QRS 波上，QRS 波与其他室性的 QRS 波相同

图 2-52　短阵室性心动过速：房室分离　　　　窦性心动过缓 · 室性期前收缩 · 期前收缩连发 · 短阵室性心动过速

在室性心动过速中，少数窦性激动可能下传心室，发生心室夺获。

心室融合波的 QRS 波形态介于窦性与室性之间，为部分夺获心室。

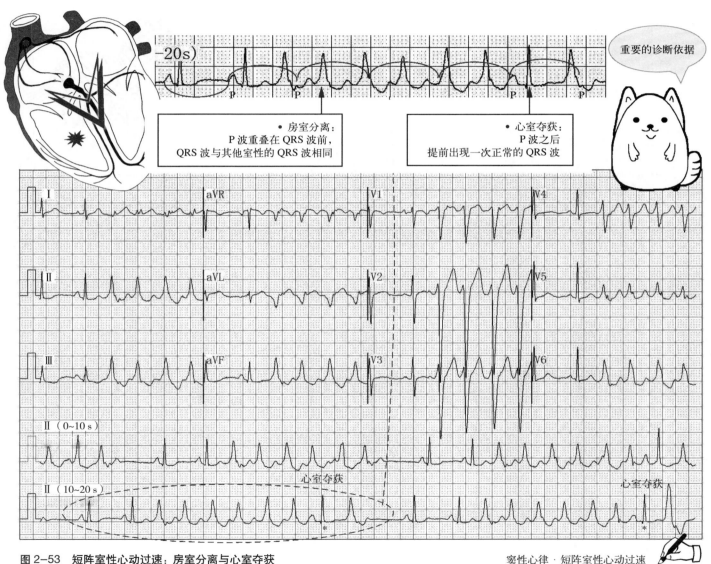

图 2-53 短阵室性心动过速：房室分离与心室夺获

同步 12 导联能更好地观察 QRS 波形态，区分心室夺获与心室融合波（部分夺获心室）。

心室夺获和心室融合波是室性心动过速特有的心电现象

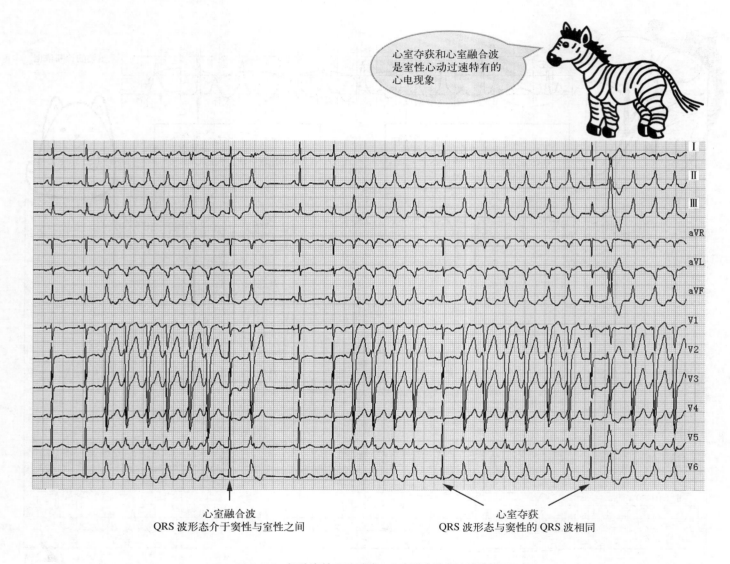

心室融合波
QRS 波形态介于窦性与室性之间

心室夺获
QRS 波形态与窦性的 QRS 波相同

图 2-54　短阵室性心动过速：心室融合波与心室夺获

2.2.2 阵发性异位心动过速

阵发性异位心动过速时，心动过速突然发生和终止，心率较快。冲动起源部位有房性、交界性和室性。

当心率过快时，难以区分房性和交界性心动过速，因此常将阵发性心动过速分为"室上性"和"室性"。

按照心动过速中 QRS 波的时间宽度，可分为"窄 QRS 波"和"宽 QRS 波"心动过速，以 QRS 波时间 120 ms 为界。

室上性心动过速多为窄 QRS 波心动过速，室性心动过速多为宽 QRS 波心动过速。

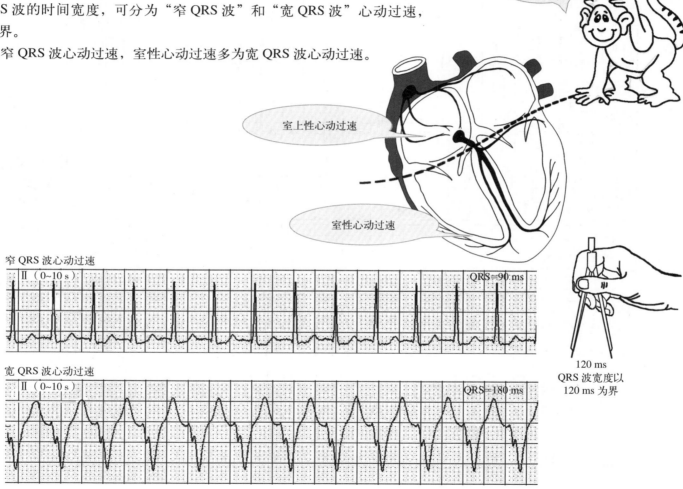

图 2-55　宽 QRS 波与窄 QRS 波阵发性异位心动过速

2.2.2.1 阵发性室上性心动过速

心率常 >150 次 / 分，节律规则，通常 QRS 波正常（窄），P 波常不可见。

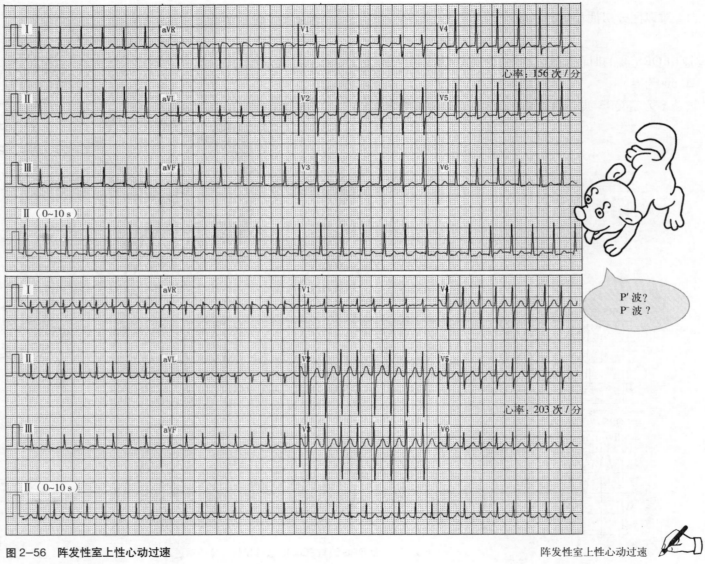

图 2-56 阵发性室上性心动过速

阵发性室上性心动过速心电图特点：节律规则，通常 QRS 波正常；突然发生、突然终止。

• 节律规则，通常 QRS 波正常（窄）

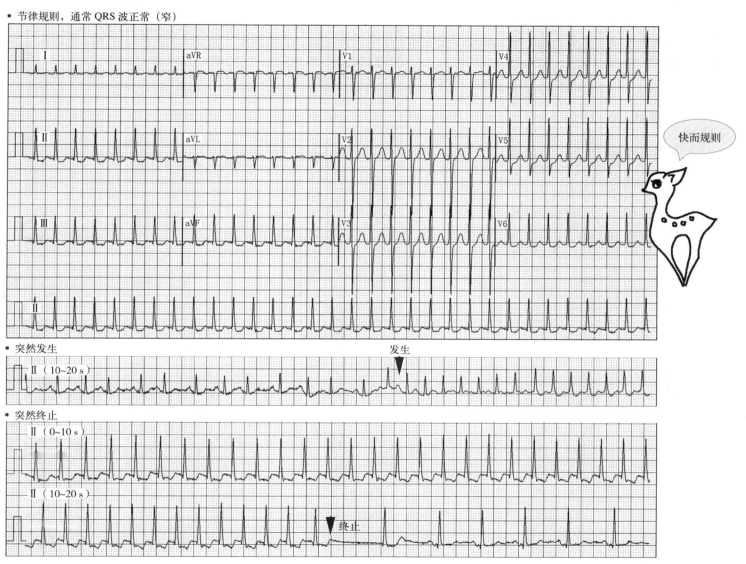

快而规则

• 突然发生

发生

• 突然终止

终止

图 2-57　阵发性室上性心动过速的发生与终止

阵发性室上性心动过速中，最常见的类型是房室结折返性心动过速（AVNRT）、房室折返性心动过速（AVRT）和房性心动过速。

形成 AVNRT 的机制是房室结双径路，典型的形成条件是快径路传导速度快，不应期长；慢径路传导速度慢，不应期短。冲动下传在快径路受阻（不应期长），经慢径路缓慢下传，到达房室结远端，若快径路不应期已过，冲动逆行进入快径路，形成折返性心动过速。

形成 AVRT 的机制是房室旁道，典型的形成条件是旁道传导速度快于房室结，不应期长于房室结。冲动下传在旁道受阻（不应期长），经房室结缓慢下传，到达旁道远端，若旁道不应期已过，冲动逆行进入旁道，形成折返性心动过速。

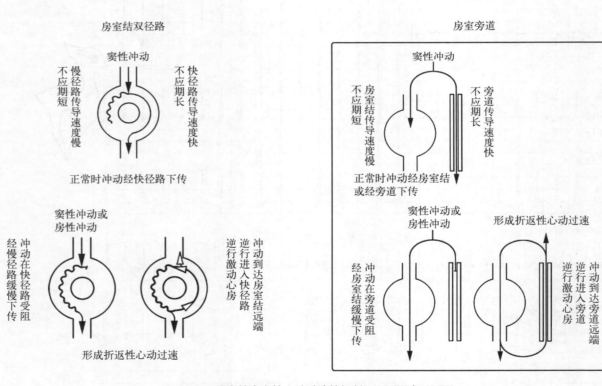

难！

* 关于旁道详见本书第 226 页。

图 2-58　阵发性室上性心动过速的机制：AVNRT 与 AVRT

2.2.2.1.1　房室结折返性心动过速

由于房室结双径路的传导速度和不应期不同，可发生折返激动。

典型的 AVNRT 是经慢径路前传，经快径路逆传。

有时在心电图上可见逆行 P 波，逆行 P 波在 II 导联倒置，在 aVR 导联直立；RP 间期 <90 ms。

aVR 导联
P 波直立

II 导联
P 波倒置

典型的图形有时能提示形成机制

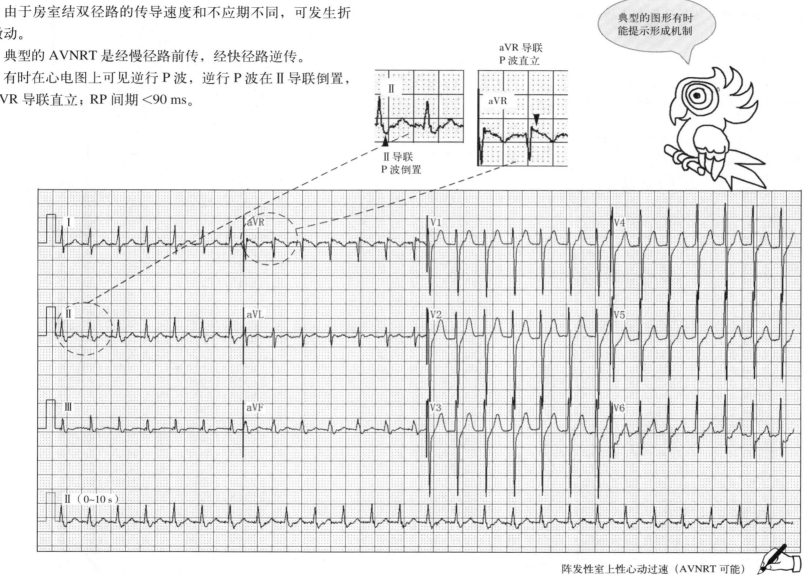

阵发性室上性心动过速（AVNRT 可能）

图 2-59　房室结折返性心动过速：心率 156 次 / 分，RP 间期 <90 ms

2.2.2.1.2 房室折返性心动过速

由于房室结和旁道的传导速度和不应期不同，可发生折返激动。

大部分 AVRT 的冲动经房室结下传，经旁道逆传，QRS 波形态正常。

有时心电图上可见逆行 P 波，RP 间期 >90 ms。

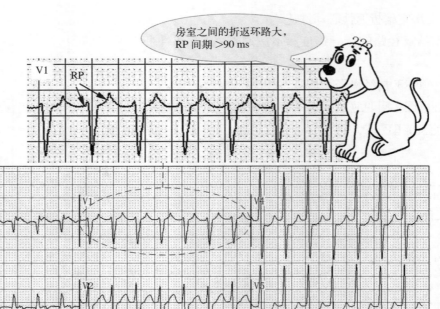

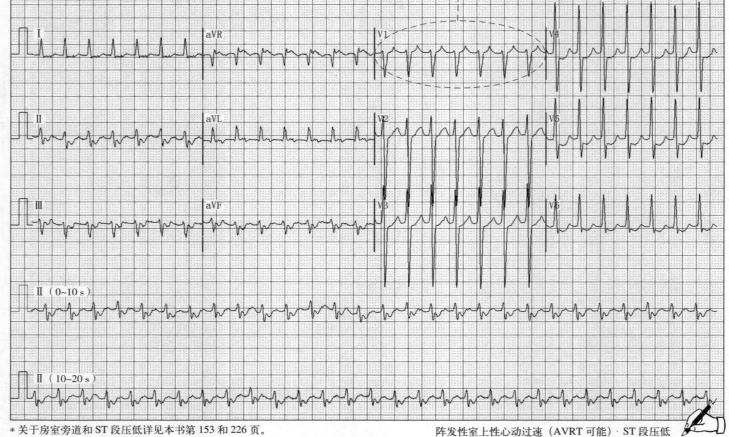

* 关于房室旁道和 ST 段压低详见本书第 153 和 226 页。

阵发性室上性心动过速（AVRT 可能）· ST 段压低

图 2-60 房室折返性心动过速：心率 171 次 / 分，RP 间期 >90 ms

2.2.2.1.3　阵发性房性心动过速

阵发性房性心动过速属于广义的阵发性室上性心动过速。

目前尚无统一的持续时间和频率标准。

- 心房率通常在 140 次 / 分以上。

V1 导联常是观察 P′ 波的最佳导联。

- 通常 QRS 波正常（窄），P′R 间期 >120 ms。

寻找 P′ 波，
观察 P′ 波与 QRS 波关系

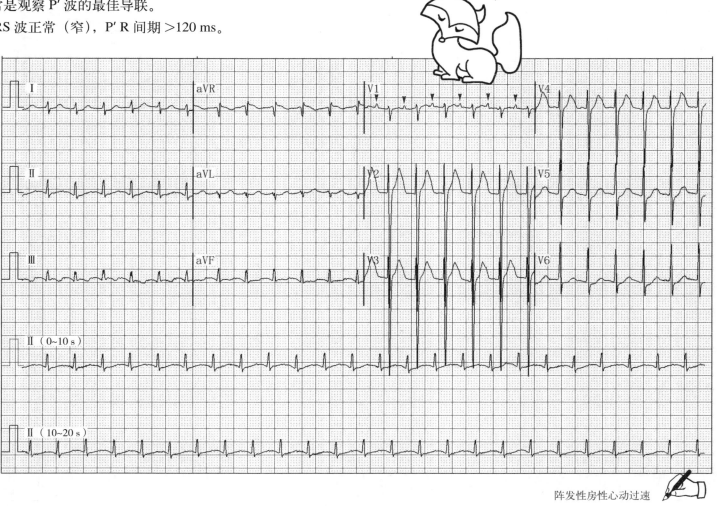

阵发性房性心动过速

图 2-61　阵发性房性心动过速：心房率 147 次 / 分，P′R 间期 >120 ms

2.2.2.2 阵发性室性心动过速

宽 QRS 波心动过速最常为室性心动过速。

室上性心动过速伴心室内传导异常时，也可为宽 QRS 波心动过速。

两种心动过速的鉴别要点是：V1~V6 导联 QRS 波形态，若 QRS 波无 RS 波或主波向下（负向同向性）提示室性心动过速。

74

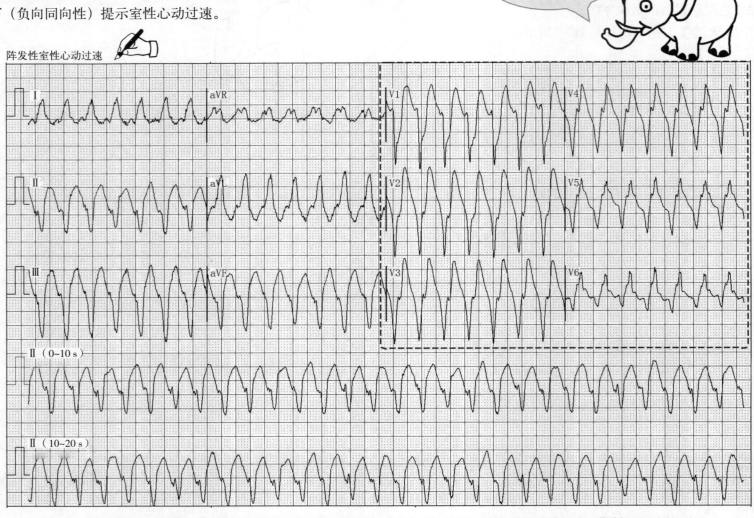

图 2-62　通过 V1~V6 导联 QRS 波形态判断阵发性室性心动过速。心室率 173 次/分，QRS 波时间 206 ms，节律规则，电轴 -72°

无人区电轴是指额面电轴位于 −90°~±180°。

• 正常人的电轴位于 −30°~+90°，无人区电轴相当于心室的平均除极方向与正常完全相反，提示室性心动过速。

• aVR 导联 QRS 波起始为 R 波提示室性心动过速。

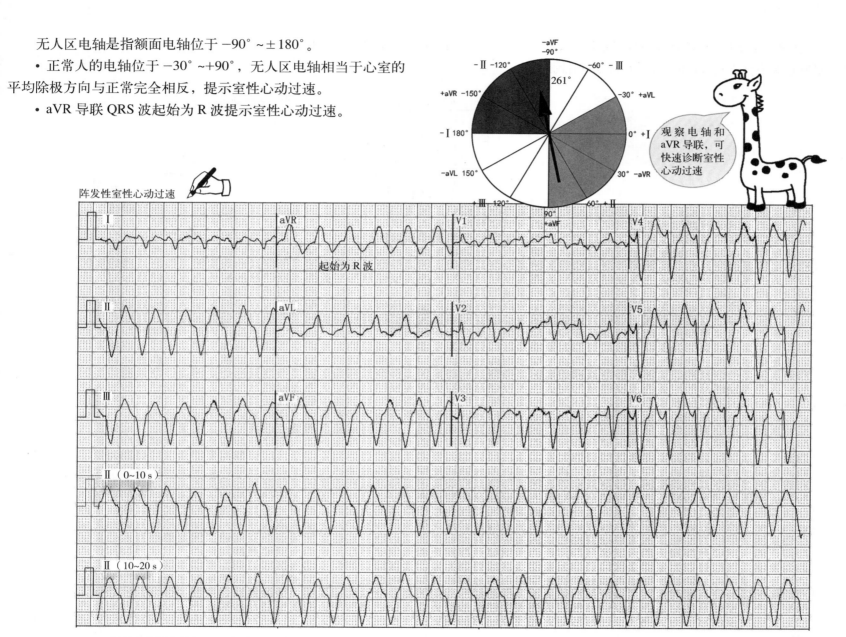

图 2-63　通过无人区电轴和 aVR 导联 QRS 波形态判断阵发性室性心动过速。心室率 143 次 / 分，QRS 波时间 175 ms，节律规则，电轴 261°（无人区电轴）

- aVR 导联 QRS 波形态：起始为 R 波提示室性心动过速，即 aVR 导联 QRS 波呈单向高大 R 波型。

aVR 单导联诊断室性心动过速的方法简易，实用性强。

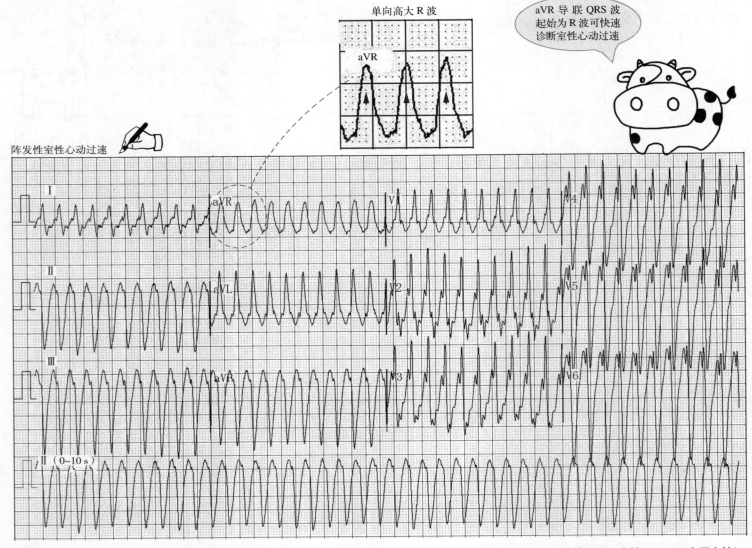

图 2-64　通过 aVR 导联 QRS 波形态判断阵发性室性心动过速。心室率 254 次 / 分，QRS 波时间 179 ms，节律规则，电轴 268°（无人区电轴）

- V1~V6 导联 QRS 波形态：任何胸导联上 RS 间期（R 波起始点至 S 波最低点）>100 ms 提示室性心动过速。
- aVR 导联 QRS 波若呈 QR 型，起始 Q 波 >40 ms 提示室性心动过速。

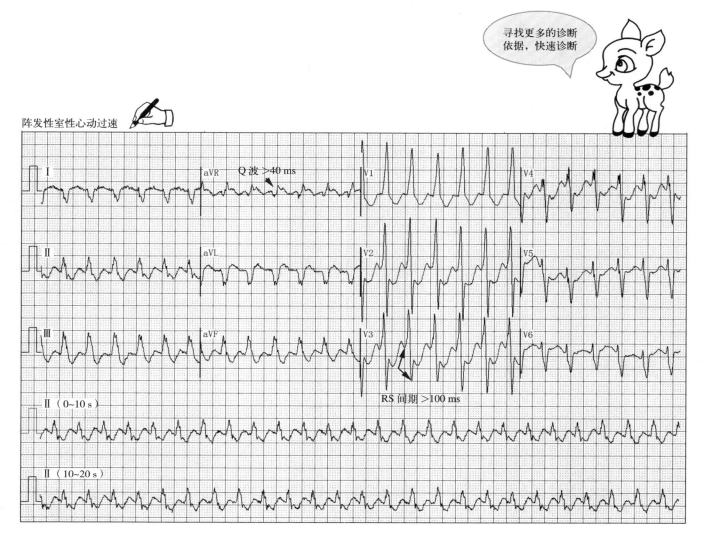

图 2-65　通过 V1~V6、aVR 导联 QRS 波形态判断阵发性室性心动过速。心室率 153 次 / 分，QRS 波时间 169 ms，节律规则，电轴 132°

• 存在房室分离（心室率快于心房率），提示室性心动过速。

当心室率快时，房室分离不易被发现。

P波可以重叠在任何部位，需仔细观察

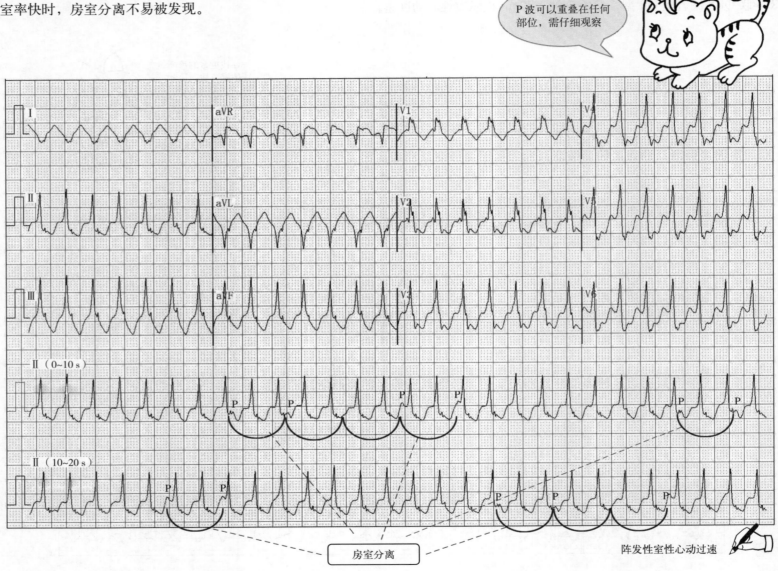

房室分离

阵发性室性心动过速

图 2-66　通过房室分离判断阵发性室性心动过速。心室率 167 次 / 分，QRS 波时间 134 ms，节律规则，电轴 144°

在阵发性室性心动过速中，少数窦性冲动下传心室，发生心室夺获。心电图上可见在宽 QRS 波心动过速中，提前出现一次正常的 QRS 波。

- 存在心室夺获，强烈提示室性心动过速。

有心室夺获，可快速诊断

心室夺获

＊关于心肌梗死详见本书第 164 页。

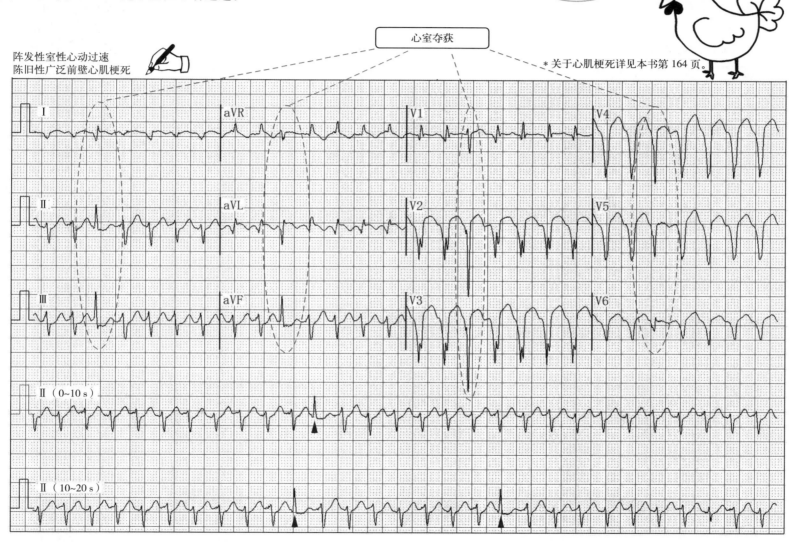

图 2-67 通过心室夺获判断阵发性室性心动过速。心室率 184 次 / 分，QRS 波时间 130 ms，节律规则，电轴 244°（无人区电轴）

存在心室融合波，提示室性心动过速；融合程度不同，QRS 波形态有所不同。

同步 12 导联能更好地观察 QRS 波形态。

观察 QRS 波形态，若发现融合波，有助快速诊断室性心动过速

注：同步 12 导联心电图见本书第 81 页。

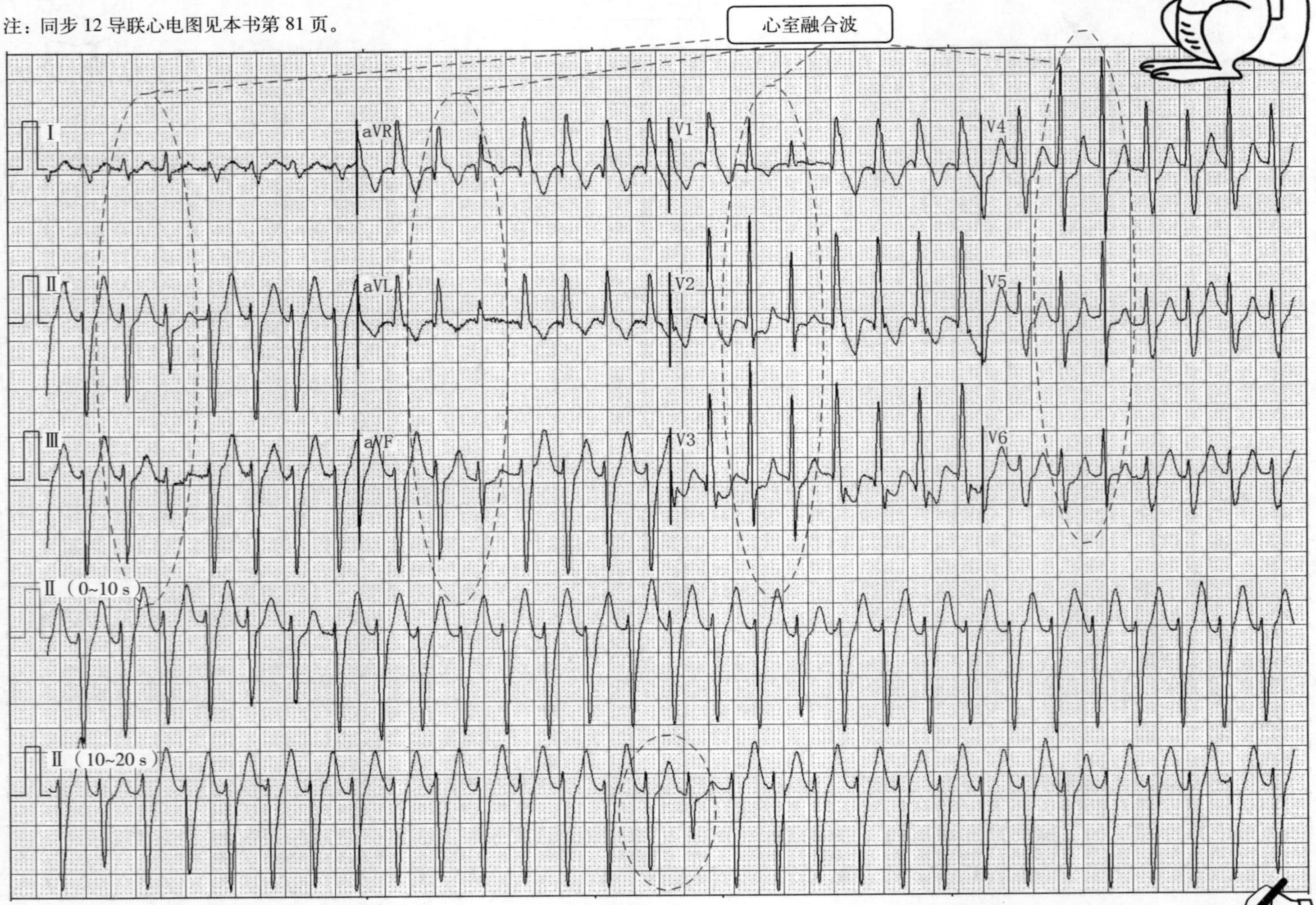

心室融合波

图 2-68　通过心室融合波判断阵发性室性心动过速。心室率 177 次／分，QRS 波时间 130 ms，节律规则，电轴 -65°　阵发性室性心动过速

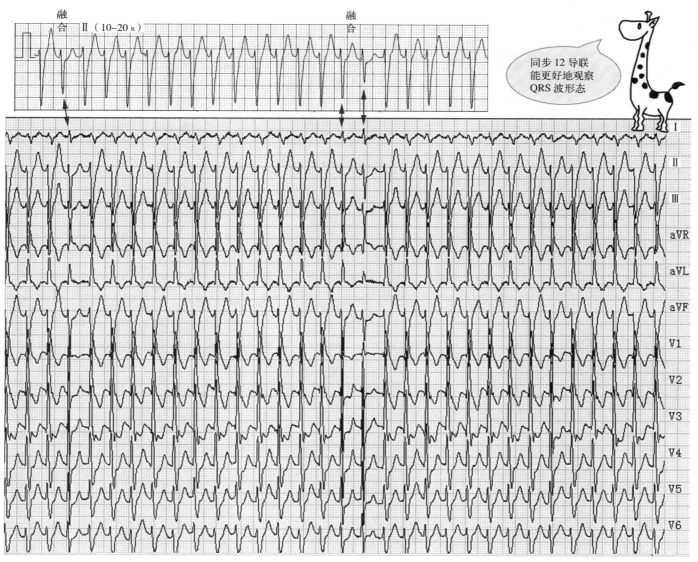

图 2-69　阵发性室性心动过速中心室融合波的观察

将心动过速中的 QRS 波与心动过速终止后的窦性心律和短阵室性心动过速中的 QRS 波比较，能明确诊断。

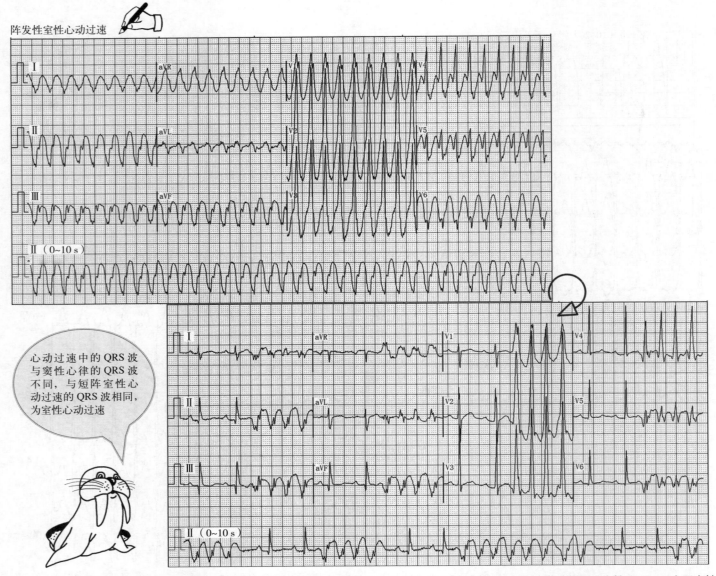

阵发性室性心动过速

心动过速中的 QRS 波与窦性心律的 QRS 波不同，与短阵室性心动过速的 QRS 波相同，为室性心动过速

图 2-70　通过发作前后的 QRS 波形态判断阵发性室性心动过速：心室率 215 次／分，QRS 波时间 217 ms，节律规则，电轴 236°（无人区电轴）

2.2.3 非阵发性异位心动过速

依据冲动起源部位，非阵发性异位心动过速分为房性、交界性和室性，其中以非阵发性交界性心动过速最为常见。

• 非阵发性心动过速发生和终止并非突然，发作时心率较慢。由于心率缓慢，常能区分房性、交界性和室性心动过速。

• 常规心电图记录时间短，常不能记录到异位心动过速发生和终止的全过程，只能从心动过速的频率来区分阵发性和非阵发性心动过速。临界频率通常是60~140次/分，但目前尚无统一的频率标准。

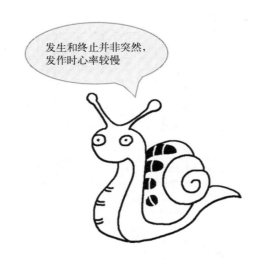

发生和终止并非突然，发作时心率较慢

窦性 P 波在 II 导联直立，频率 83 次 / 分
异位 P 波在 II 导联倒置，频率 94 次 / 分

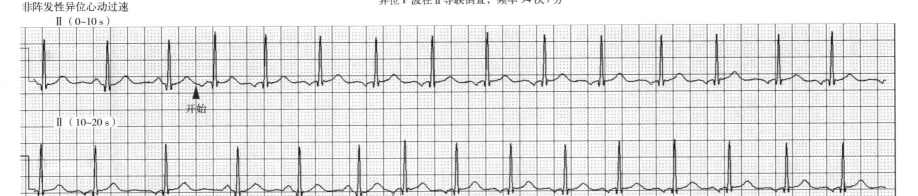

非阵发性异位心动过速
II（0~10 s）
开始

II（10~20 s）
终止　　　开始

图 2-71　非阵发性异位心动过速心电图表现：非突然发作，频率较慢

第二章·心律失常

2.2.3.1　非阵发性房性心动过速

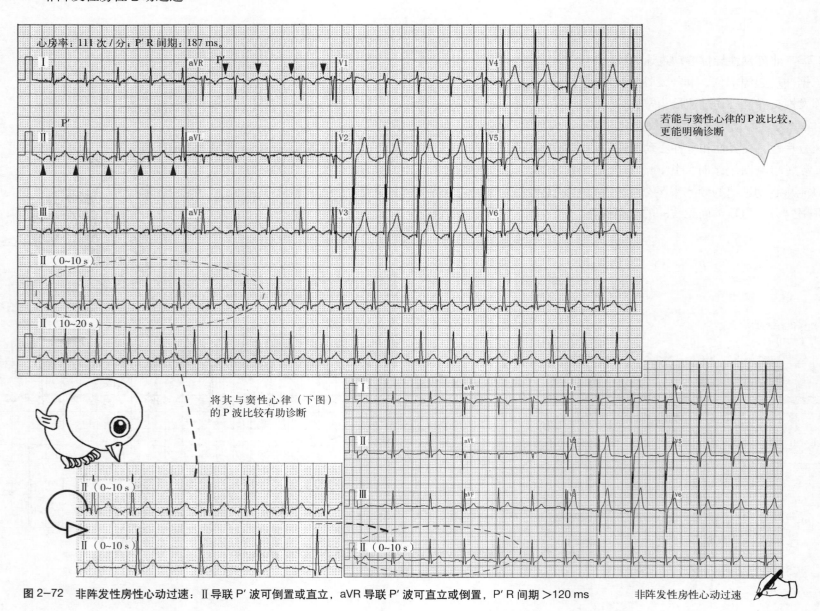

图 2-72　非阵发性房性心动过速：Ⅱ 导联 P′ 波可倒置或直立，aVR 导联 P′ 波可直立或倒置，P′R 间期 >120 ms　　非阵发性房性心动过速

2.2.3.2 非阵发性交界性心动过速

非阵发性交界性心动过速是非阵发性心动过速中最常见的类型。

- 非阵发性交界性心动过速 II 导联 P⁻ 波倒置，aVR 导联 P⁻ 波直立。

- 若 P⁻ 波在 QRS 波前，P⁻R 间期 <120 ms。

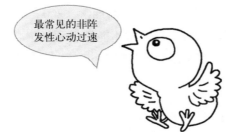

最常见的非阵
发性心动过速

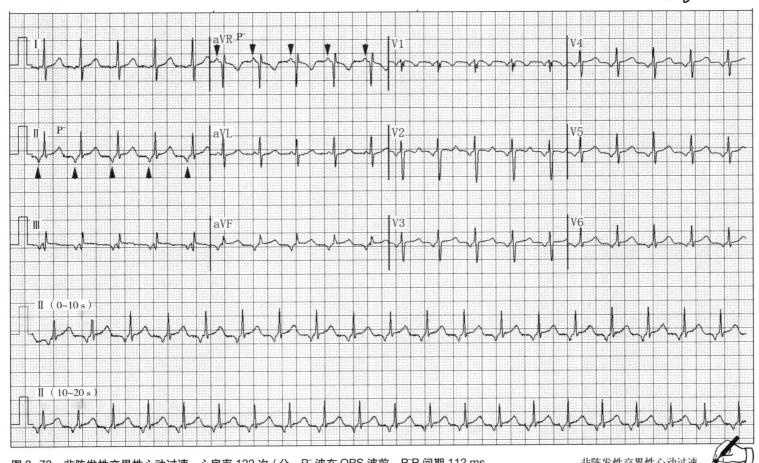

图 2-73　非阵发性交界性心动过速：心房率 122 次 / 分，P⁻ 波在 QRS 波前，P⁻R 间期 112 ms

非阵发性交界性心动过速

- 非阵发性交界性心动过速 II 导联 P⁻ 波倒置，aVR 导联 P⁻ 波直立。
- 若 P⁻ 波在 QRS 波后，RP⁻ 间期常 <200 ms。

常规心电图记录时间短，常不能记录到异位心动过速发生和终止的全过程，常以心动过速的频率来区分阵发性和非阵发性心动过速。

常以频率来区分阵发性与非阵发性

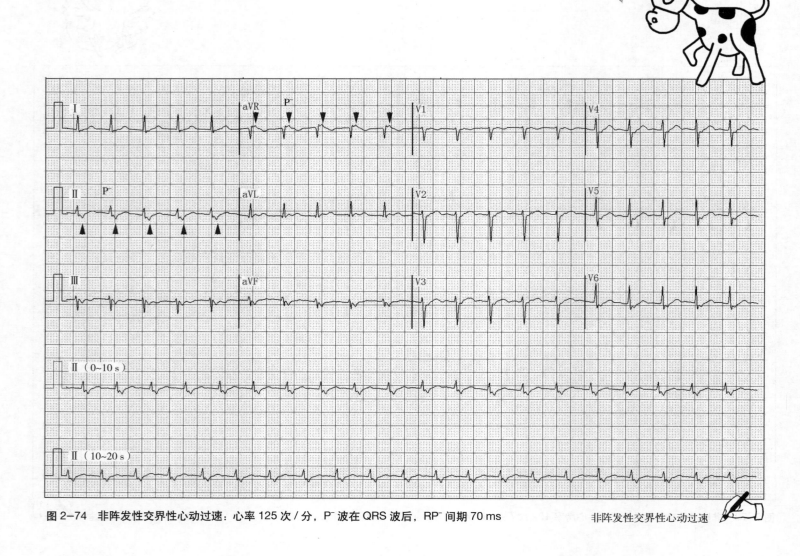

图 2-74 非阵发性交界性心动过速：心率 125 次 / 分，P⁻ 波在 QRS 波后，RP⁻ 间期 70 ms

非阵发性交界性心动过速

异位心动过速时，有时 P⁻ 波不可见。

异位 P 波不可见的窄 QRS 波心动过速常诊断为交界性心动过速。

有时 P⁻ 波不可见

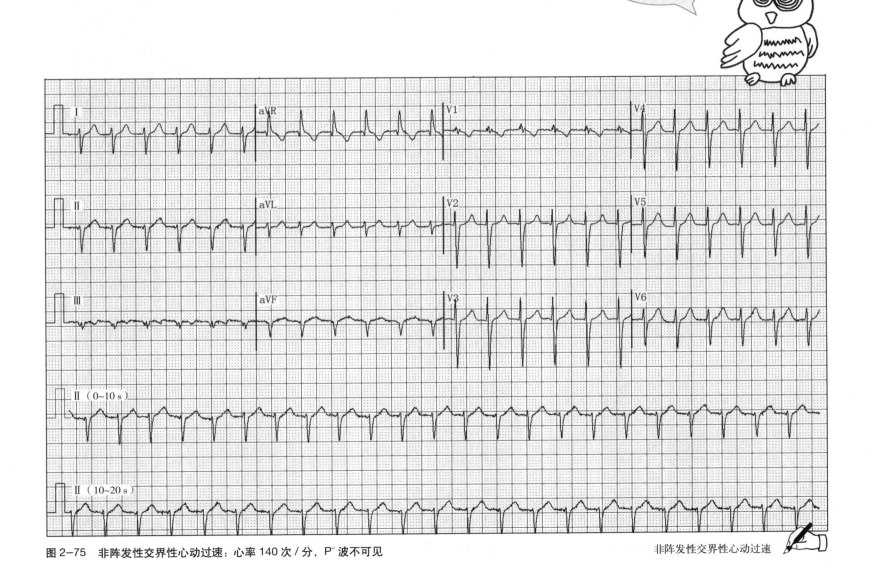

图 2-75 非阵发性交界性心动过速：心率 140 次 / 分，P⁻ 波不可见

非阵发性交界性心动过速

2.2.3.3 非阵发性室性心动过速

非阵发性室性心动过速时，QRS 波宽大畸形，其前无相关 P 波。

心率相对缓慢，通常较易诊断。

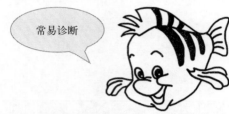

常易诊断

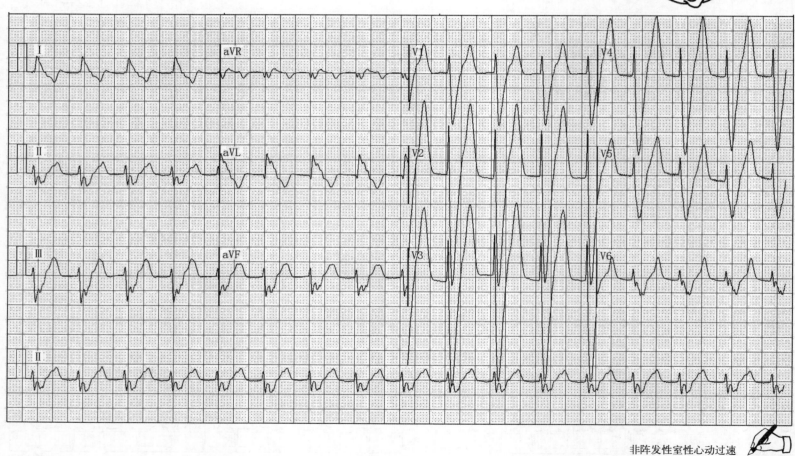

非阵发性室性心动过速

图 2-76 非阵发性室性心动过速心电图表现。心室率 97 次 / 分，QRS 时间 143 ms

心房扑动：F 波

心室扑动：较大的波

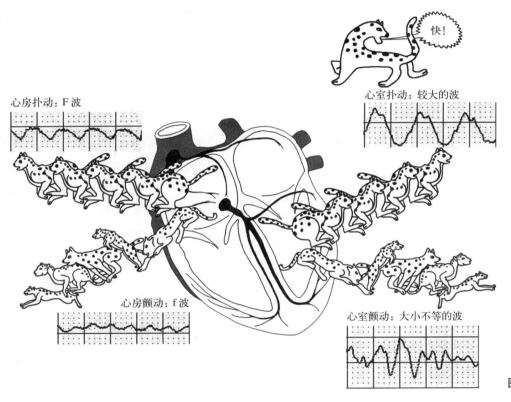

心房颤动：f 波

心室颤动：大小不等的波

图 2-77　扑动和颤动

2.3　扑动和颤动

扑动和颤动是起源于心房或心室的比心动过速更快的心律。

扑动的节律相对规则，颤动比扑动更快，且节律不规则。

心房扑动和颤动是常见的心律失常。

心室扑动和颤动不常见，主要见于临终前。

（1）心房扑动和心房颤动相比：

- 共同点：P 波消失。

- 不同点：心房扑动：规则的 F 波。

　　　　　　心房颤动：不规则的 f 波。

（2）心室扑动和心室颤动相比：

- 共同点：QRS-T 波消失。

- 不同点：心室扑动：相对规则、较大的波。

　　　　　　心室颤动：不规则、大小不等的波。

2.3.1 心房扑动

心房扑动是发生在心房，频率较房性心动过速更快的心律失常。

- 通常心房率在 250~350 次 / 分。
- 在心电图上 P 波消失，代之以 F 波。
- F 波呈锯齿状，节律规则，形态相同，大小相等。
- QRS-T 波群可重叠在 F 波上，可改变 F 波形态。

认识锯齿状 F 波

没有 QRS-T 波群重叠的 F 波相同

心房率 300 次 / 分，平均心室率 57 次 / 分。

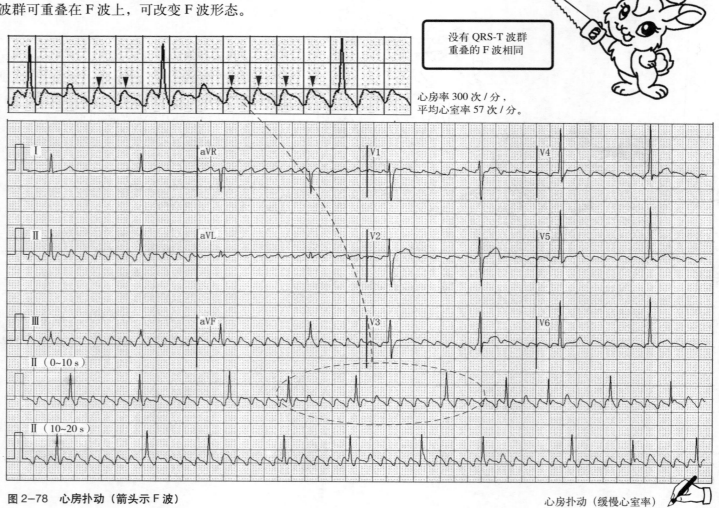

图 2-78　心房扑动（箭头示 F 波）

心房扑动（缓慢心室率）

心房扑动时，通常心房率在 250~350 次 / 分，平均约 300 次 / 分。

由于心房率快，并非所有的 F 波能下传心室，而是以一定的比例下传心室，常见的下传比率有 2:1 和 4:1。

若房室传导的比例相等，心室律规则；若房室传导的比例不等，心室律不规则。

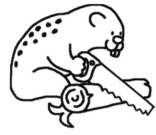

心房扑动时冲动以一定的比例下传心室

第二章 · 心律失常

心房扑动（2:1 房室传导）

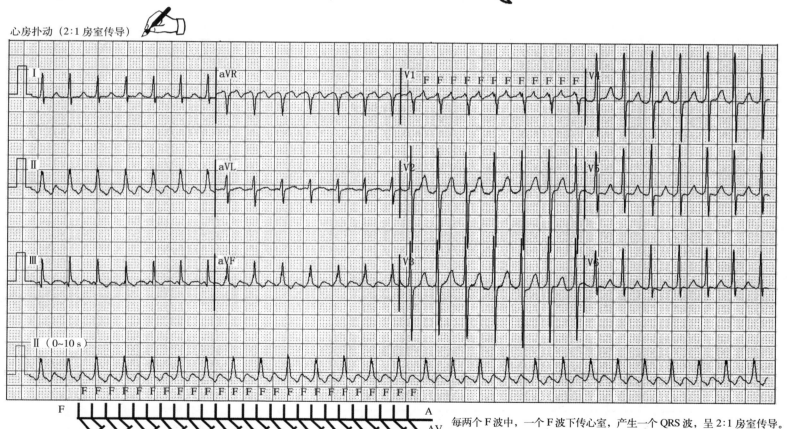

每两个 F 波中，一个 F 波下传心室，产生一个 QRS 波，呈 2:1 房室传导。
呈 2:1 传导时的心率与阵发性室上性心动过速的心率相近，应注意鉴别

图 2-79 心房扑动：2:1 房室传导。心房率 324 次 / 分，心室率 162 次 / 分，心室律规则

若心房率约为 300 次 / 分，当呈 3:1 下传心室时，心室率约为 100 次 / 分。

92

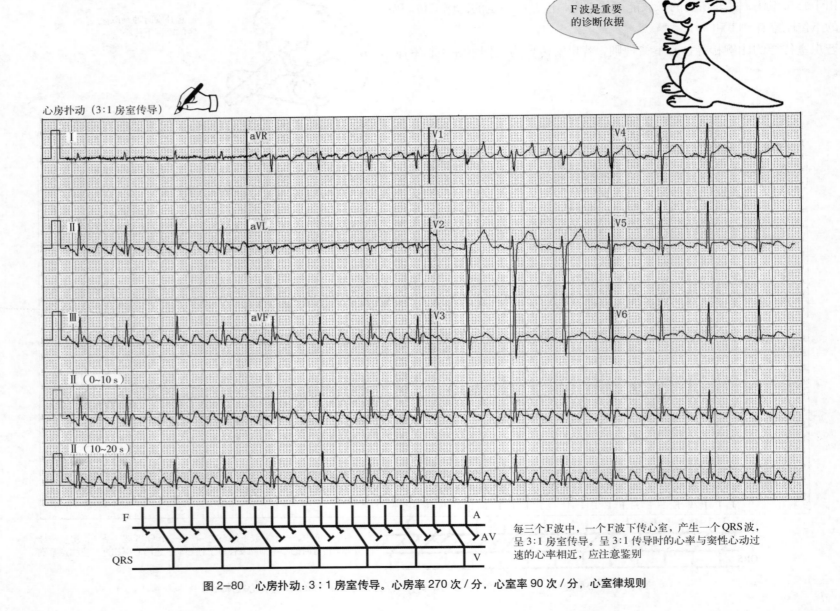

F 波是重要的诊断依据

每三个 F 波中，一个 F 波下传心室，产生一个 QRS 波，呈 3:1 房室传导。呈 3:1 传导时的心率与窦性心动过速的心率相近，应注意鉴别

图 2-80　心房扑动：3:1 房室传导。心房率 270 次 / 分，心室率 90 次 / 分，心室律规则

房性冲动呈 4:1 下传心室也是常见的下传比例。

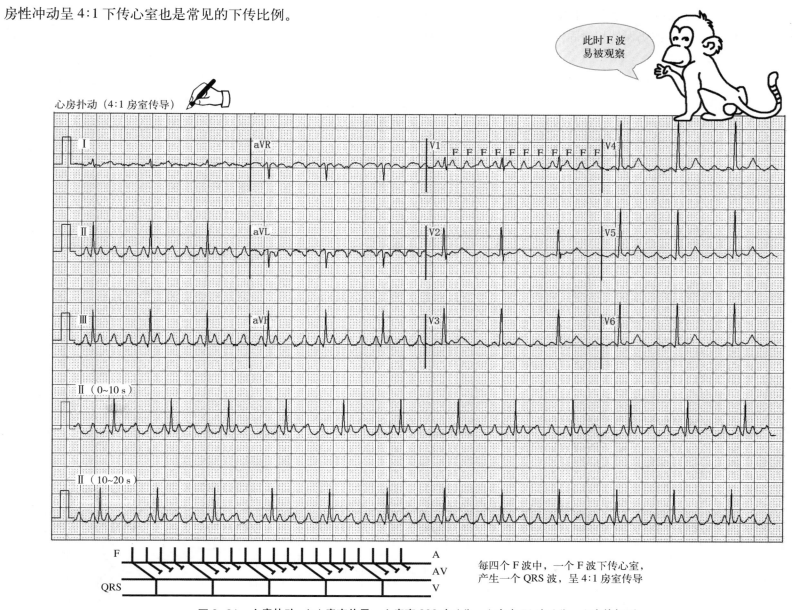

图 2-81　心房扑动：4:1 房室传导。心房率 292 次 / 分，心室率 73 次 / 分，心室律规则

若房性冲动下传心室的比例不等，称为"不等比传导"，此时心室律不规则。

不等比传导时，F 波与 QRS 波仍保持相对固定的关系，即 FR 间期相等。

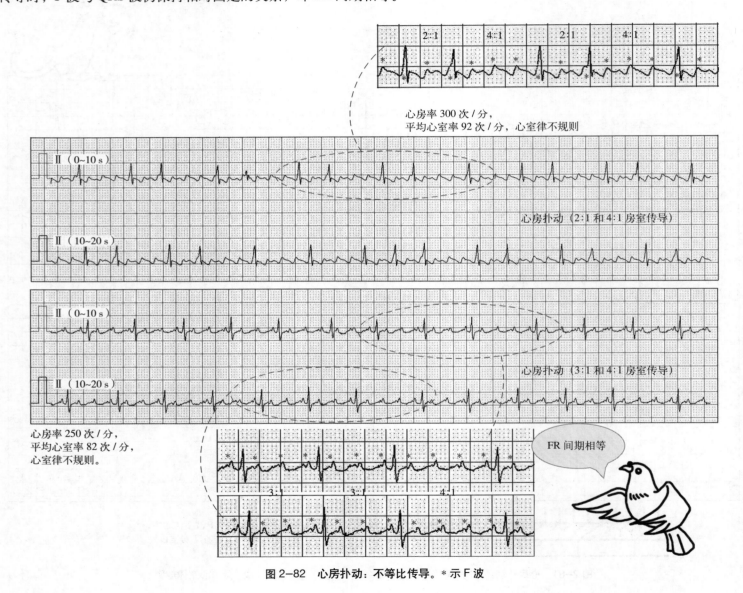

心房率 300 次 / 分，
平均心室率 92 次 / 分，心室律不规则

心房扑动（2:1 和 4:1 房室传导）

心房率 250 次 / 分，
平均心室率 82 次 / 分，
心室律不规则。

心房扑动（3:1 和 4:1 房室传导）

FR 间期相等

图 2-82　心房扑动：不等比传导。*示 F 波

2.3.2　心房颤动

心房颤动是发生在心房、频率较心房扑动更快且不规则的心律失常。

- 通常心房率在 350~600 次 / 分。

- 在心电图上 P 波消失，代之以 f 波。

- f 波特点是节律不规则，形态和大小不等。

认识不规则的 f 波

大小不等的 f 波

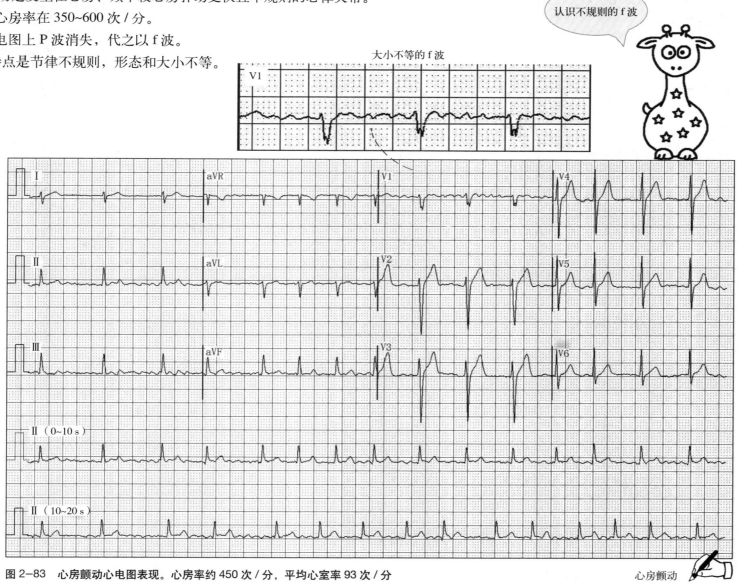

图 2-83　心房颤动心电图表现。心房率约 450 次 / 分，平均心室率 93 次 / 分

心房颤动

心房颤动时，由于心房率快，心房律不规则，心房向心室的传导是不断变化的。只有少数心房冲动能经房室结下传，产生不规则的心室反应。因此心室律绝对不规则（RR 间期绝对不等）。

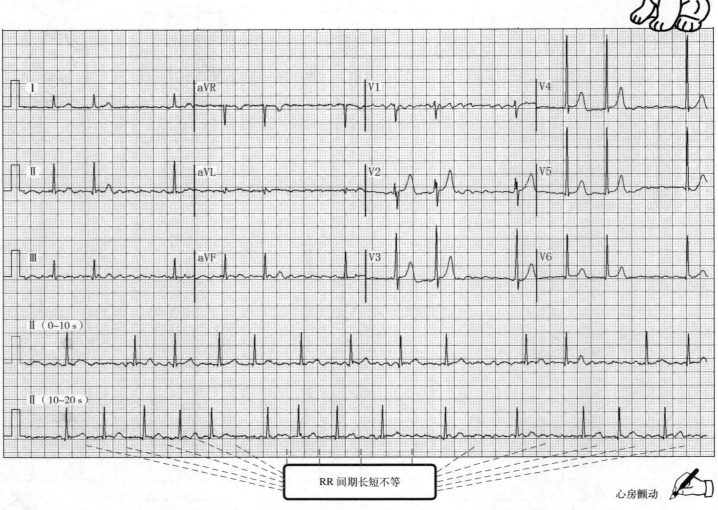

RR 间期长短不等

心房颤动

图 2-84 心房颤动：心室律绝对不规则。心房率约 450 次 / 分，平均心室率 90 次 / 分

心房颤动时，心室率可以是快速的（>100 次／分）、中等的（60~100 次／分）和缓慢的（<60 次／分）。

正常时心室率是快速的（130~160 次／分），而且心室律绝对不等。

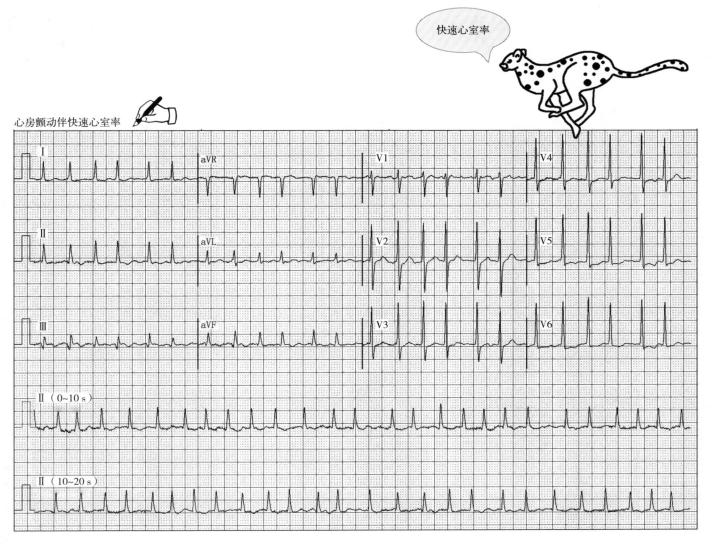

图 2-85　快速心室率心房颤动。心房率约 450 次／分，平均心室率 163 次／分

中等心室率（60~100 次/分）是心房颤动时常见的心率。

心房颤动时，由于 RR 间期绝对不等，不能用 RR 间期来计算心率。

此时心率的计算方法常有：6 秒中的心动数乘以 10，或 10 秒中心动数乘以 6。

数心动数来计算心率

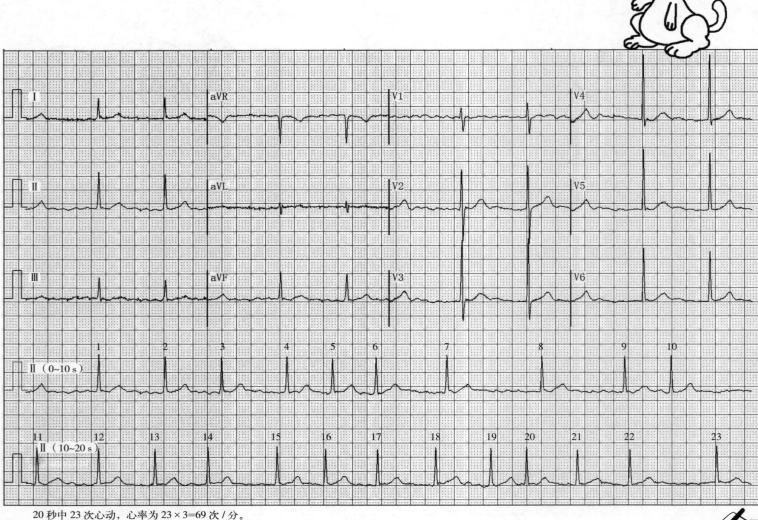

20 秒中 23 次心动，心率为 23×3=69 次/分。

图 2-86　中等心室率心房颤动。心房率约 500 次/分，平均心室率 69 次/分

心房颤动

心房颤动时若心室率 <60 次 / 分，为缓慢心室率。RR 间期仍绝对不规则。

显著缓慢的心室率提示房室传导功能异常。

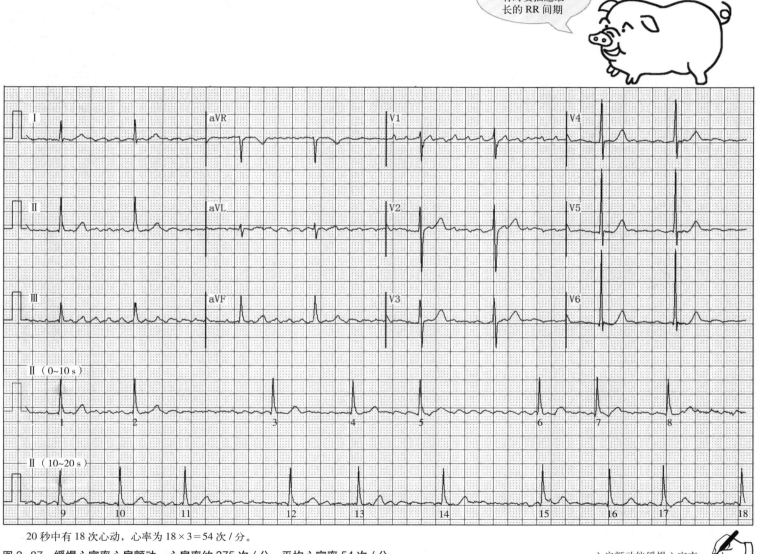

20 秒中有 18 次心动，心率为 18×3＝54 次 / 分。

图 2-87　缓慢心室率心房颤动。心房率约 375 次 / 分，平均心室率 54 次 / 分

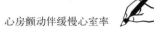

心房颤动伴缓慢心室率

心房颤动时，当 f 波连续不能下传心室时，将出现长 RR 间期。

通常当 RR 间期 >2 000 ms，应加以描述性诊断。

心房颤动伴缓慢心室率、长 RR 间期（2 050 ms）

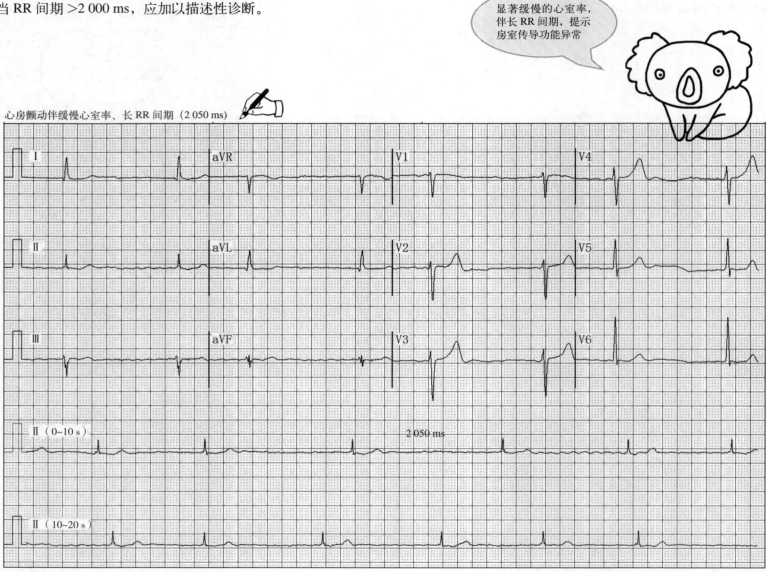

图 2-88　心房颤动伴房室传导功能异常。心房率约 375 次 / 分，平均心室率 36 次 / 分

2.3.3　心室扑动

心室扑动时，出现快速而相对规则的室性心律，扑动波呈相对规则、振幅高大的正弦波，不能辨认 QRS 波及 ST 段和 T 波。

扑动波频率为 150~250 次 / 分，常 >200 次 / 分。

心室扑动常持续时间短，快速转为心室颤动

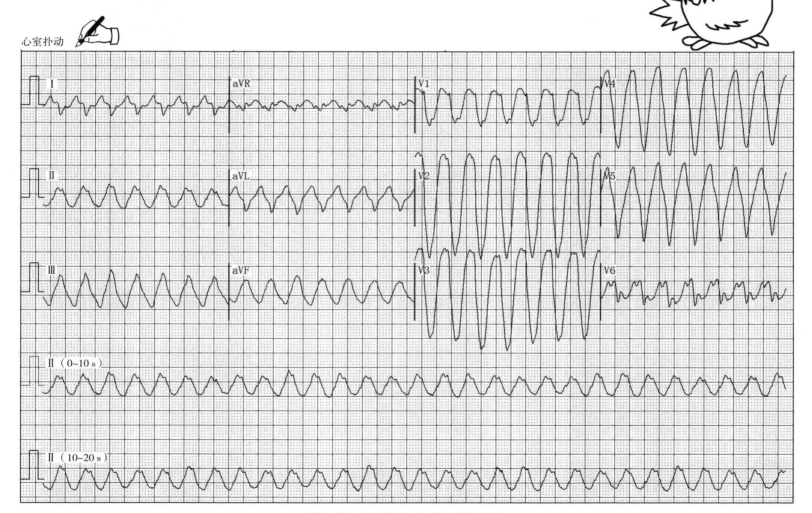

图 2-89　心室扑动。心室率 173 次 / 分

2.3.4 心室颤动

心室颤动时，出现快速而不规则的室性心律，QRS 波与 T 波完全消失，代之以形态大小不等、频率不规则的颤动波。

颤动波频率为 150~500 次 / 分。

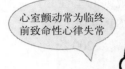

心室颤动常为临终前致命性心律失常

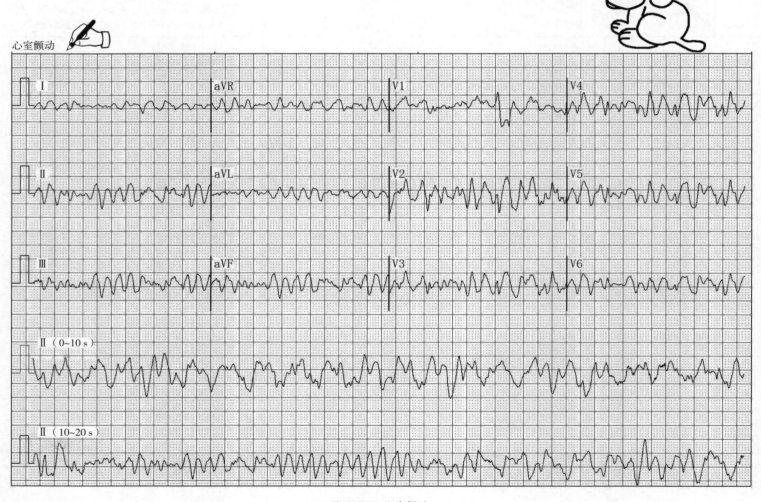

图 2-90　心室颤动

3. 缓慢型心律失常

缓慢型心律失常是指单位时间内心跳次数减少。

传导阻滞是缓慢型心律失常的常见原因，它指冲动在心脏传导系统中发生的传导减慢或中断。任何传导组织均可发生传导阻滞，按阻滞部位可分为：

• 窦房传导阻滞。
• 房内传导阻滞。
• 房室传导阻滞。
• 室内传导阻滞。

正常时，窦房结的频率最高，是心脏的主导节律点。心房、房室交界区和心室的节律点的频率低，通常并不主导心脏的节律，称为潜在节律点。当窦房结频率降低或窦性停搏，或各部位的传导阻滞时，潜在节律点被动产生冲动，称为逸搏。按照部位，逸搏可以分为：

• 房性逸搏。
• 交界性逸搏。
• 室性逸搏。

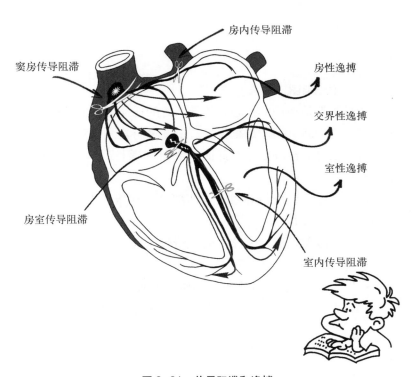

图 2-91　传导阻滞和逸搏

3.1 传导阻滞

传导阻滞是指冲动在心脏传导系统的任何部位发生的传导减慢或中断。按照严重程度，通常可将其分为三度。

（1）Ⅰ度：传导延迟。此时传导时间延长，但全部冲动能传导。

（2）Ⅱ度：部分传导阻滞，即部分冲动传导中断。分为两型：Ⅰ型和Ⅱ型。

• Ⅰ型传导阻滞：传导时间进行性延长，直至一次冲动传导中断。

• Ⅱ型传导阻滞：间歇出现的传导中断。

（3）Ⅲ度：完全性传导阻滞，此时全部冲动传导中断。

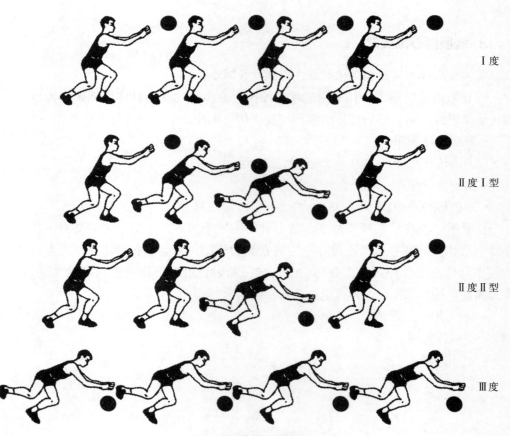

图 2-92 传导阻滞类型

3.1.1 窦房传导阻滞

窦房传导阻滞指窦房结发出的冲动传导至心房的时间延长或中断。

· Ⅰ度窦房传导阻滞：窦房传导时间延长，由于在体表上无法记录窦房结的冲动，因此心电图不能诊断。

· Ⅱ度窦房传导阻滞：部分窦房结冲动传导中断，心电图可见间歇性长 PP 间期，可被诊断。

· Ⅲ度窦房传导阻滞：全部窦房结冲动传导中断，心电图上窦性 P 波消失，不能与窦性停搏鉴别。

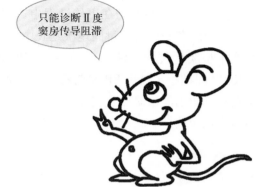

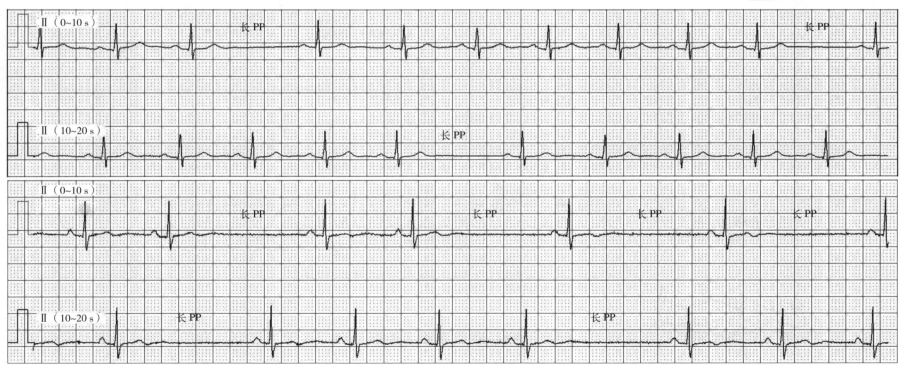

图 2-93　窦房传导阻滞

第二章·心律失常

3.1.1.1　Ⅱ度Ⅰ型窦房传导阻滞

根据 PP 间期的变化规律，Ⅱ度窦房传导阻滞可分为Ⅰ型和Ⅱ型。Ⅱ度Ⅰ型的形成机制是窦房结的冲动在下传过程中，传导时间逐渐延长，直到传导中断不能传入心房。在窦房传导时间逐次延长中，延长增量逐次减少。

Ⅱ度Ⅰ型窦房传导阻滞心电图特点：PP 间期逐渐缩短，直至出现长的 PP 间期，长 PP 间期小于最短 PP 间期的 2 倍，呈周期性改变。

体表心电图不能精确测量窦房传导时间，但依据 PP 间期变化，能推算出窦房传导的延长增量。

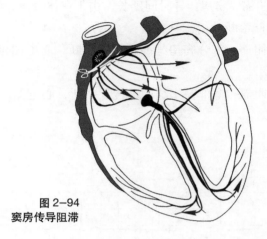

图 2-94
窦房传导阻滞

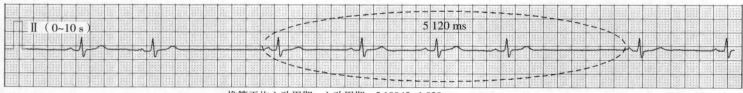

- 推算平均心动周期：心动周期 =5 100/5=1 020 ms。

S	1 020 ms	1 020 ms	1 020 ms	1 020 ms	1 020 ms
SA		增量 30	增量 10		
A	1 180 ms	1 050 ms	1 000 ms	1 870 ms	
	P	P	P	P	P

- 推算延长量和延长增量：PP 间期逐渐缩短，直至出现长的 PP 间期，
  长 PP 间期＜最短 PP 间期的 2 倍。

图 2-95　推算心动周期及推算延长量和延长增量

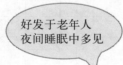

好发于老年人
夜间睡眠中多见

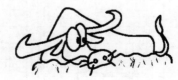

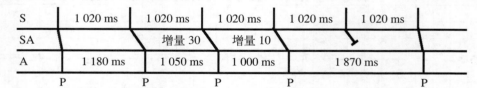

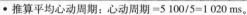

Ⅱ度Ⅰ型窦房传导阻滞时，若 PP 间期变化周期较短，在常规心电图上能观察 PP 间期的变化过程。

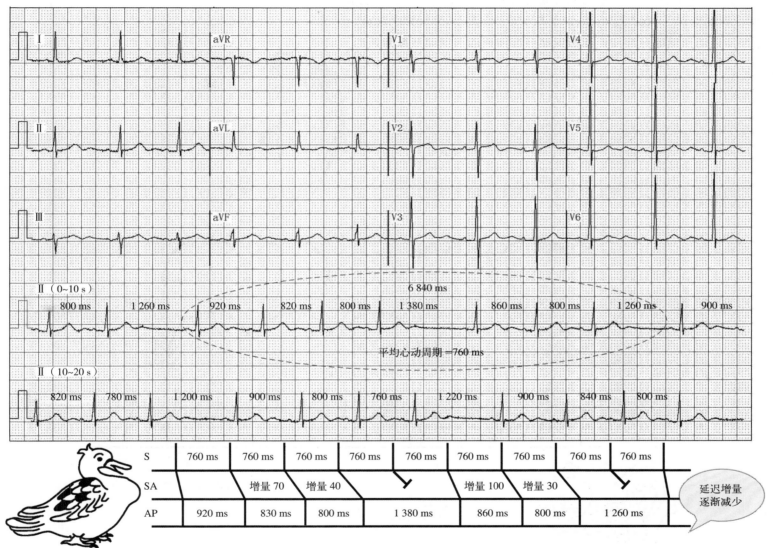

图 2-96　Ⅱ度Ⅰ型窦房传导阻滞的 PP 间期变化

窦性心律·Ⅱ度Ⅰ型窦房传导阻滞

3.1.1.2　Ⅱ度Ⅱ型窦房传导阻滞

Ⅱ度Ⅱ型窦房传导阻滞的特点是周期性窦性冲动向心房传导中断，脱落
P-QRS-T 波群，形成长 PP 间期，长 PP 间期是基本节律（短）PP 间期的倍数。

心电图特点：PP 间期恒定，长 PP 间期是短 PP 间期的 2 倍，呈周期性改变。

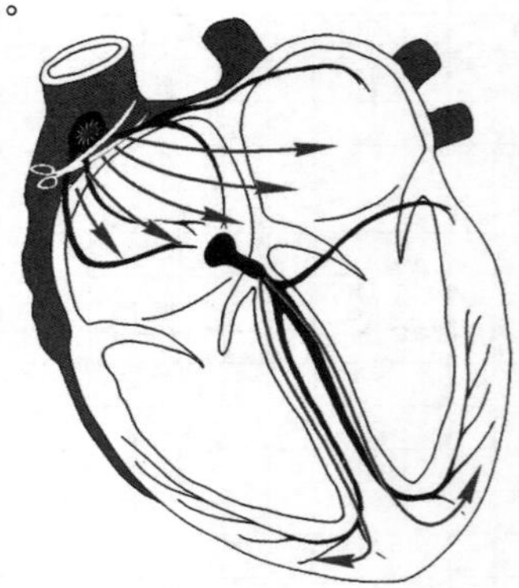

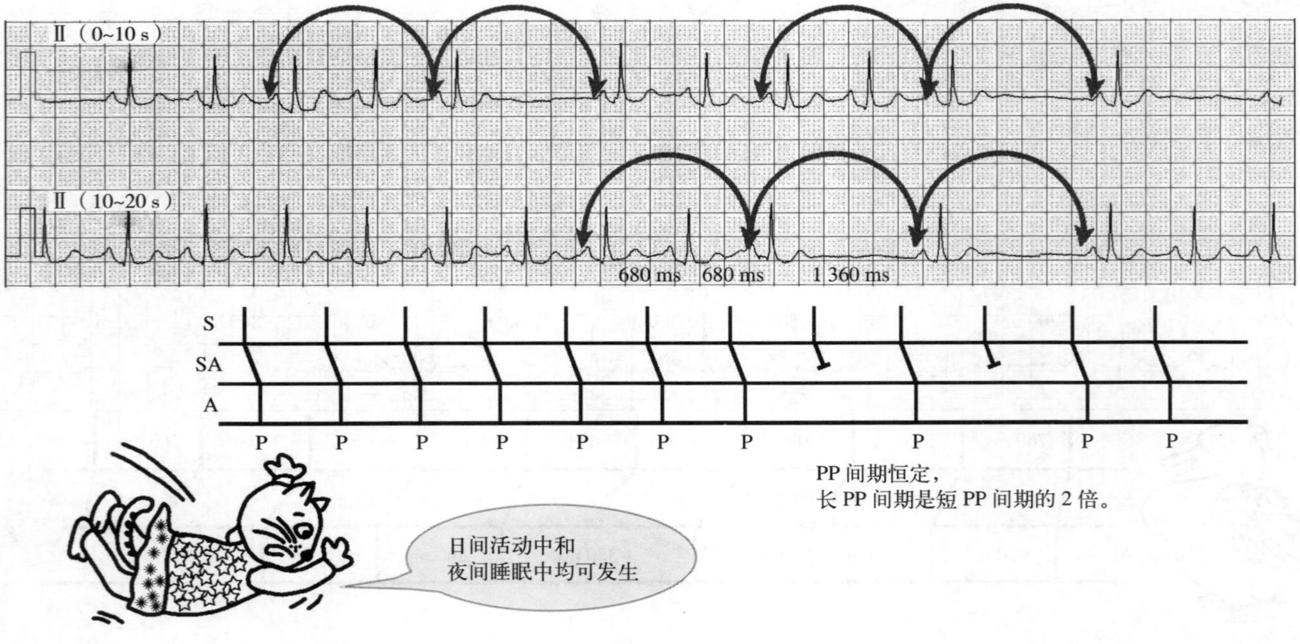

Ⅱ（0~10 s）

Ⅱ（10~20 s）

680 ms　680 ms　1 360 ms

S
SA
A
P　P　P　P　P　P　P　　P　　P　P

PP 间期恒定，
长 PP 间期是短 PP 间期的 2 倍。

日间活动中和
夜间睡眠中均可发生

图 2-97　Ⅱ度Ⅱ型窦房传导阻滞

若窦性冲动传导中断的发生周期长，常规心电图时间短暂，可能是偶见长PP间期，或不能记录到长PP间期，此时需要记录长时间心电图。

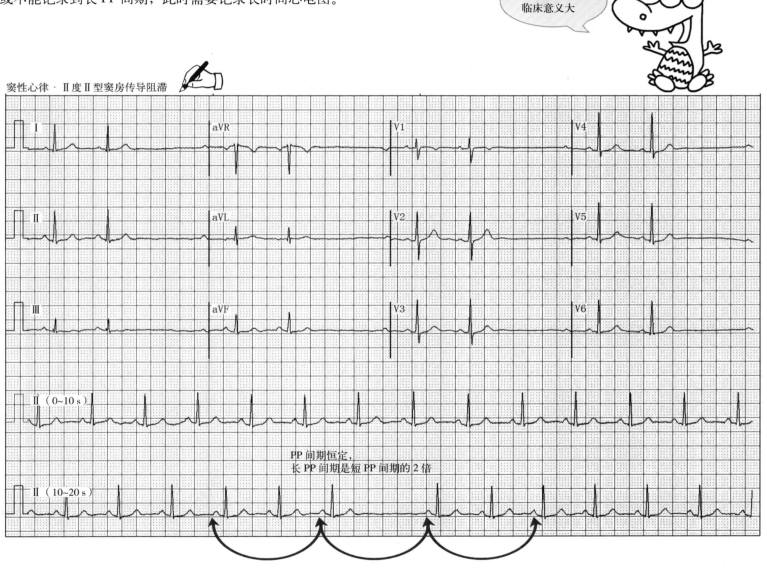

窦性心律·Ⅱ度Ⅱ型窦房传导阻滞

PP间期恒定，
长PP间期是短PP间期的2倍

图 2-98　Ⅱ度Ⅱ型窦房传导阻滞的 PP 间期变化

Ⅱ度Ⅱ型窦房传导阻滞可伴有窦性心动过缓，可出现在窦性心动过速中，可伴有窦性心律不齐。当有显著窦性心律不齐时，可使心电图改变不典型。

可发生在各种心率中

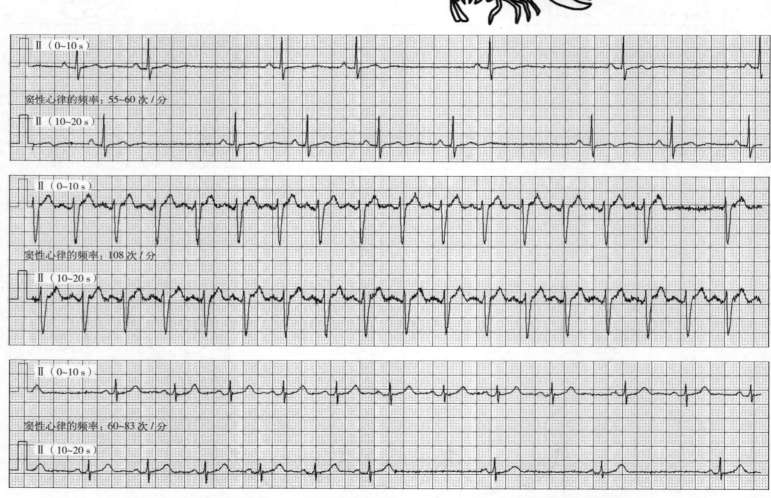

图2-99　Ⅱ度Ⅱ型窦房传导阻滞可伴窦性心动过缓（上）、窦性心动过速（中）、窦性心律不齐（下）

3.1.1.3 窦房传导阻滞与逸搏

当窦房传导阻滞时，潜在节律点可以产生逸搏。交界性逸搏是最常见的逸搏。

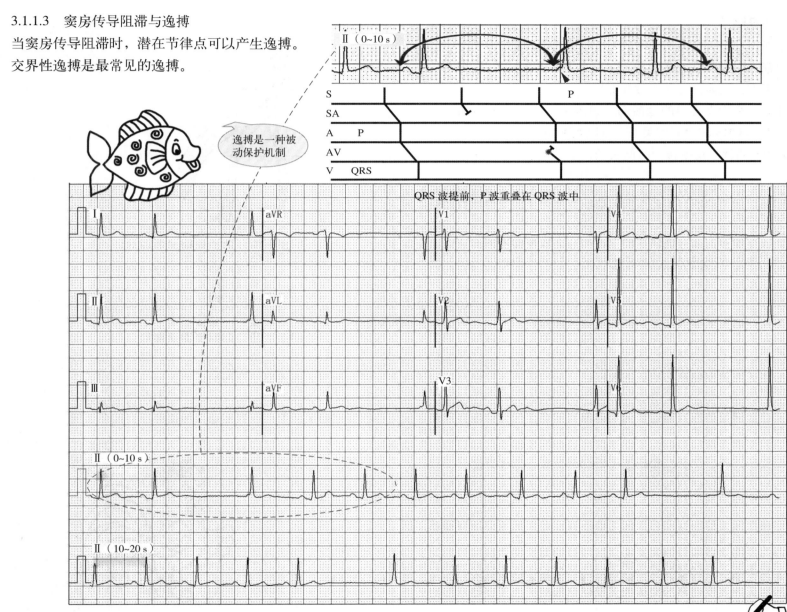

图 2-100　窦房传导阻滞与逸搏

窦性心律·Ⅱ度Ⅱ型窦房传导阻滞·交界性逸搏

3.1.2 房室传导阻滞

房室传导阻滞指窦房结发出的冲动，下传心室时间延长或中断。

房室传导阻滞可以发生在：房室结、房室束（希氏束）、左右束支或三分支（右束支、左前分支和左后分支）。

在心电图上，P 波代表心房的电活动，QRS 波代表心室的电活动，因此分析 P 波与 QRS 波之间的关系，可以判断房室传导。

· Ⅰ度房室传导阻滞：房室传导时间延长，心电图可见 PR 间期延长。

· Ⅱ度房室传导阻滞：部分冲动传导中断，心电图可见间歇性窦性 P 波后脱落 QRS 波。

· Ⅲ度房室传导阻滞：全部冲动传导中断，心电图可见窦性 P 波与 QRS 波无关，P 波的频率高于 QRS 波频率，即 PP 间期短，RR 间期长。

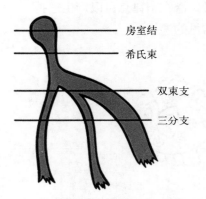

图 2-101　房室传导阻滞常见部位

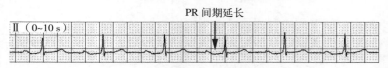

图 2-102　Ⅰ度房室传导阻滞

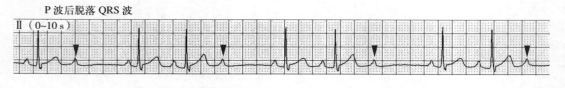

图 2-103　Ⅱ度房室传导阻滞（箭头示 P 波）

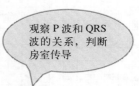

观察 P 波和 QRS 波的关系，判断房室传导

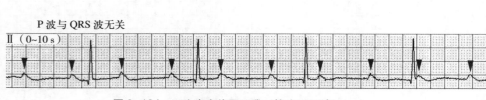

图 2-104　Ⅲ度房室传导阻滞（箭头示 P 波）

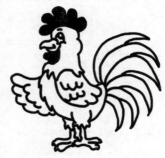

3.1.2.1　Ⅰ度房室传导阻滞

正常时，心率为 60~100 次 / 分，PR 间期为 120~200 ms。

Ⅰ度房室传导阻滞时房室传导时间延长，诊断标准是 PR 间期 >200 ms。

Ⅰ度房室传导阻滞时房室传导无中断，因此所有 P 波后无 QRS 波脱落。

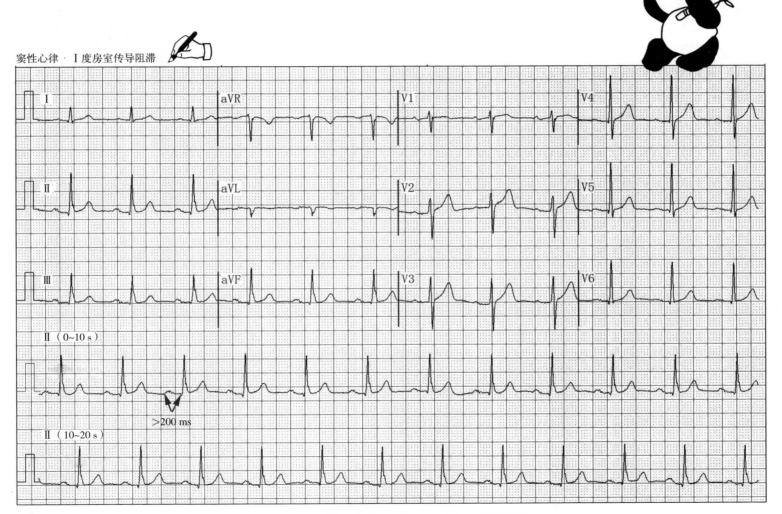

图 2-105　Ⅰ度房室传导阻滞。心率 71 次 / 分，PR 间期 220 ms

3.1.2.2 Ⅱ度房室传导阻滞

Ⅱ度房室传导阻滞是部分冲动传导中断。

按照 PR 间期的变化特点，Ⅱ度房室传导阻滞主要分为两种类型。

- Ⅰ型：也称"文氏型"或"莫氏Ⅰ型"，特点是 PR 间期逐渐延长，直至 P 波后脱落 QRS 波。
- Ⅱ型：也称"莫氏型"或"莫氏Ⅱ型"，特点是 PR 间期恒定，部分 P 波后脱落 QRS 波。

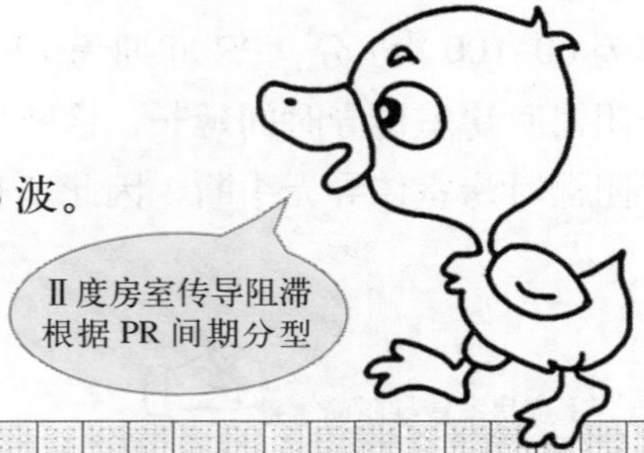

Ⅱ度房室传导阻滞根据 PR 间期分型

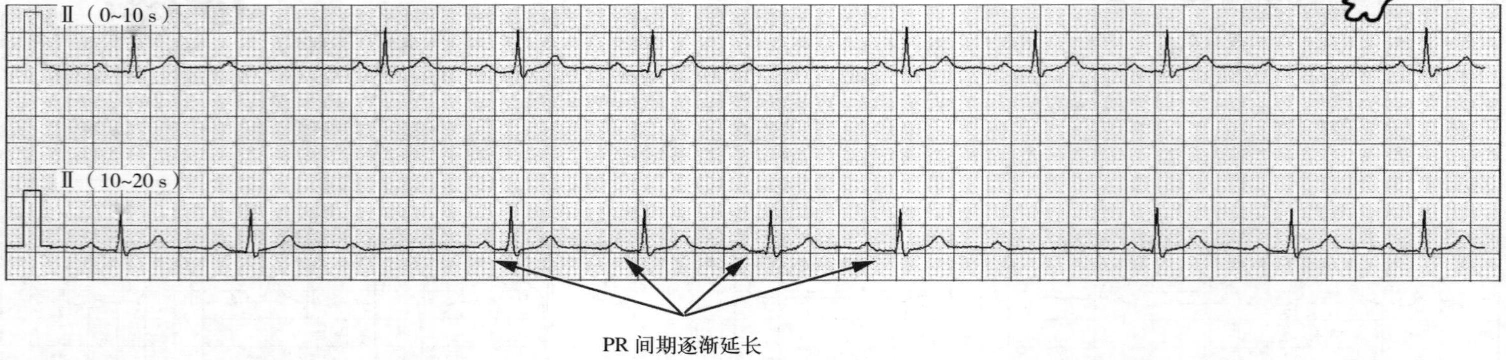

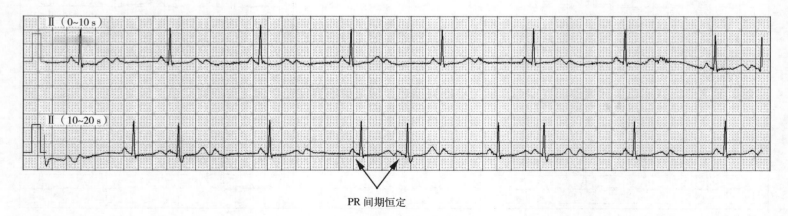

PR 间期逐渐延长

图 2-106　Ⅱ度Ⅰ型房室传导阻滞

PR 间期恒定

图 2-107　Ⅱ度Ⅱ型房室传导阻滞

3.1.2.2.1　Ⅱ度Ⅰ型房室传导阻滞

　　Ⅱ度Ⅰ型房室传导阻滞的特点是 PR 间期逐渐延长，直至 P 波后脱落 QRS 波，随后 PR 间期恢复至最初的长度，周期性循环。因此脱落后的 PR 间期最短，脱落前的 PR 间期最长。

根据 PR 间期
变化规律来诊断

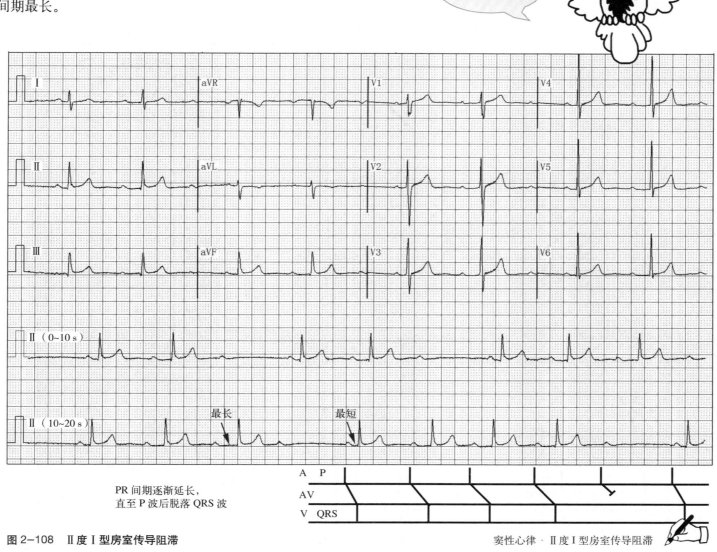

PR 间期逐渐延长，
直至 P 波后脱落 QRS 波

图 2-108　Ⅱ度Ⅰ型房室传导阻滞

窦性心律·Ⅱ度Ⅰ型房室传导阻滞

Ⅱ度Ⅰ型房室传导阻滞时，PR间期逐渐延长，直至P波后脱落QRS波的周期称为文氏周期，文氏周期长短不一。

传导比例是一种阻滞频发程度的描述性诊断，如2:1传导、3:2传导或4:3传导等。

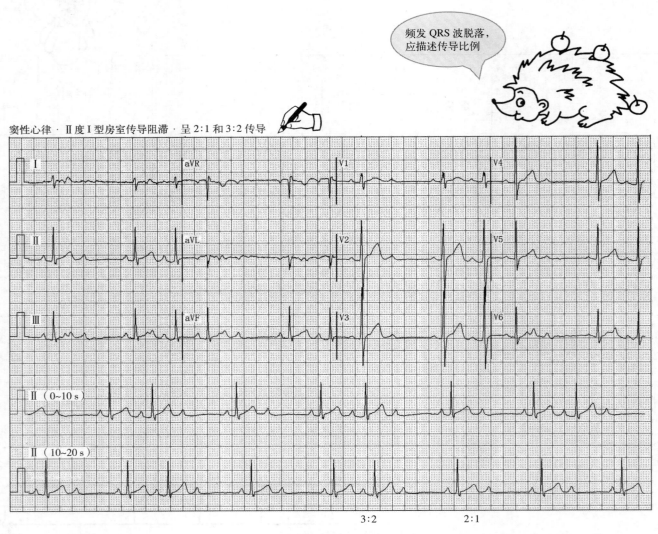

图2-109　Ⅱ度Ⅰ型房室传导阻滞

3.1.2.2.2　Ⅱ度Ⅱ型房室传导阻滞

　　Ⅱ度Ⅱ型房室传导阻滞的特点是 PR 间期恒定，可以正常或延长，无 PR 间期逐渐延长过程，房室传导阻滞突然发生，此时 P 波后脱落 QRS 波。

Ⅱ度Ⅱ型是少见的房室传导阻滞类型

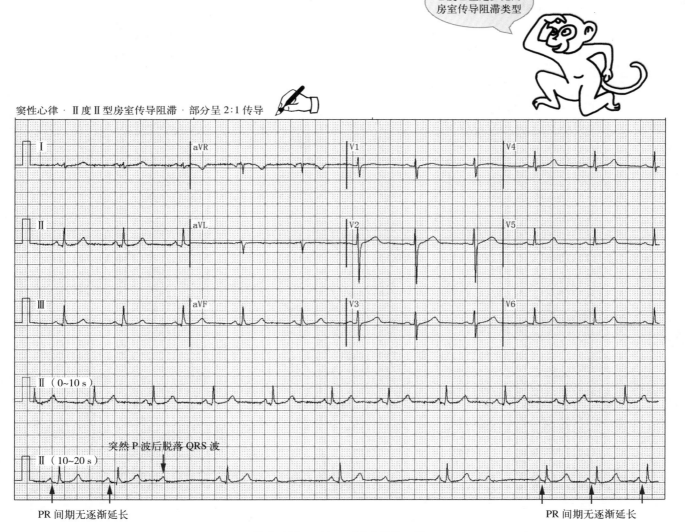

图 2-110　Ⅱ度Ⅱ型房室传导阻滞

3.1.2.2.3　Ⅱ度房室传导阻滞的特殊类型

　　Ⅱ度房室传导阻滞Ⅰ型和Ⅱ型的区别是PR间期的变化，当房室传导连续呈2:1时，心电图上不能观察PR间期是逐渐延长的还是恒定的，因此无法区别Ⅱ度房室传导阻滞的类型，此时心电图应诊断"Ⅱ度房室传导阻滞，呈2:1传导"。

2:1房室传导阻滞
是特殊类型

窦性心律 · Ⅱ度房室传导阻滞 · 呈2:1传导

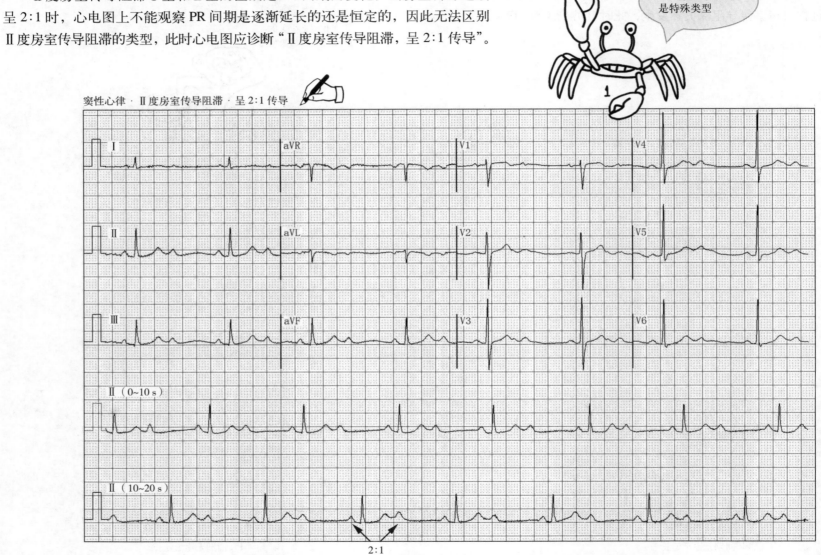

图2-111　Ⅱ度房室传导阻滞呈2:1传导

若连续房室传导呈 2:1，则只有延长记录时间，当记
录到 3:2 传导时，才能区分Ⅱ度房室传导阻滞的类型。

延长记录时间，
记录到其他传导比例，
才能鉴别诊断

Ⅱ度Ⅰ型房室传导阻滞

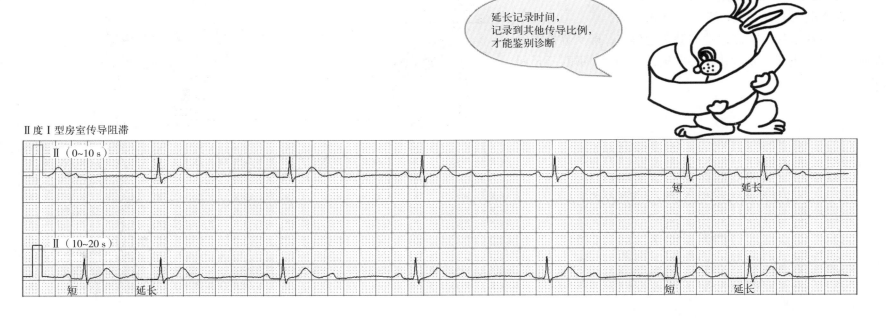

Ⅱ度Ⅱ型房室传导阻滞

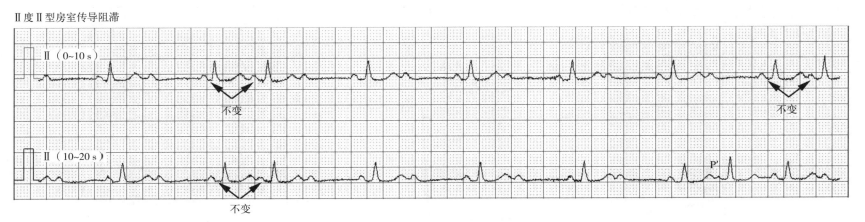

图 2-112　Ⅱ度房室传导阻滞的类型鉴别

3.1.2.3 Ⅲ度房室传导阻滞

Ⅲ度房室传导阻滞指心房和心室之间的传导完全中断，各自完全独立，因此又称完全性房室传导阻滞。

- 在心电图上表现为 P 波和 QRS 波无关。
- 心室律依赖于阻滞远端的潜在起搏点，即交界性或室性逸搏心律。通常心房率快于心室率，即 PP 间期短，RR 间期长。

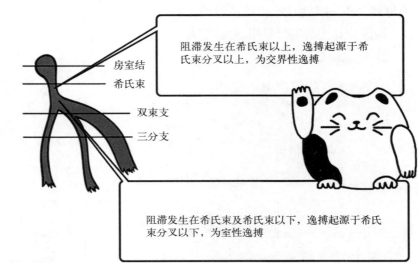

阻滞发生在希氏束以上，逸搏起源于希氏束分叉以上，为交界性逸搏

房室结
希氏束
双束支
三分支

阻滞发生在希氏束及希氏束以下，逸搏起源于希氏束分叉以下，为室性逸搏

交界性逸搏心律，QRS 波正常，心率在 40~60 次 / 分

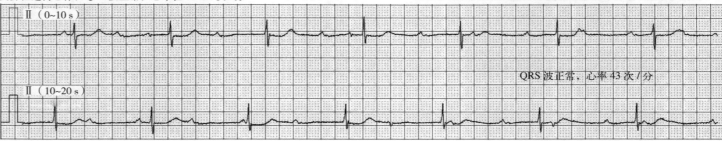

QRS 波正常，心率 43 次 / 分

室性逸搏心律，QRS 波增宽，心率常 <40 次 / 分

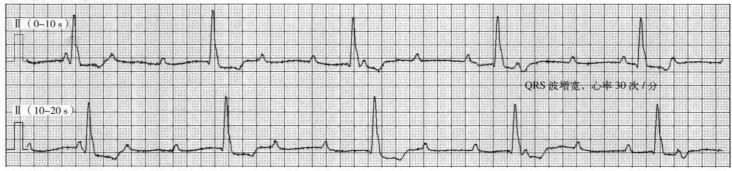

QRS 波增宽，心率 30 次 / 分

图 2-113　Ⅲ度房室传导阻滞

起源于希氏束或希氏束以上的交界性逸搏，在心室内经
左右束支同步激动左右心室，QRS 波正常。

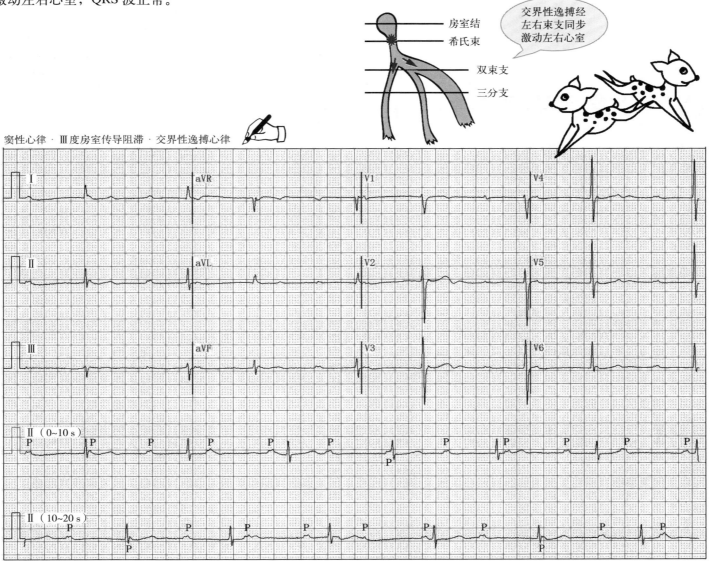

图 2-114　Ⅲ度房室传导阻滞，交界性逸搏。窦性心律的频率 68 次 / 分，心室率 41 次 / 分，P 波与 QRS 波无关，QRS 波时间 92 ms

鉴别逸搏心律的主要依据是 QRS 波形态，其次是频率。交界性逸搏心律的频率有时可低于 40 次 / 分。

Ⅲ度房室传导阻滞，窦性心律的频率高于逸搏心律的频率

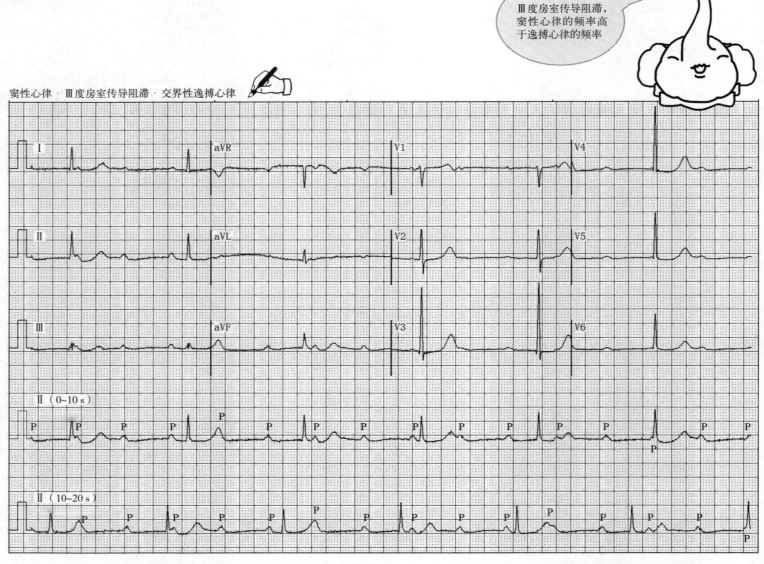

窦性心律 · Ⅲ度房室传导阻滞 · 交界性逸搏心律

图 2-115　Ⅲ度房室传导阻滞，交界性逸搏。窦性心律的频率 88 次 / 分，心室率 37 次 / 分，P 波与 QRS 波无关，QRS 波时间 93 ms

起源于希氏束分叉以下的室性逸搏，在心室内不能经左右束支同步激动左右心室，QRS 波宽大畸形。

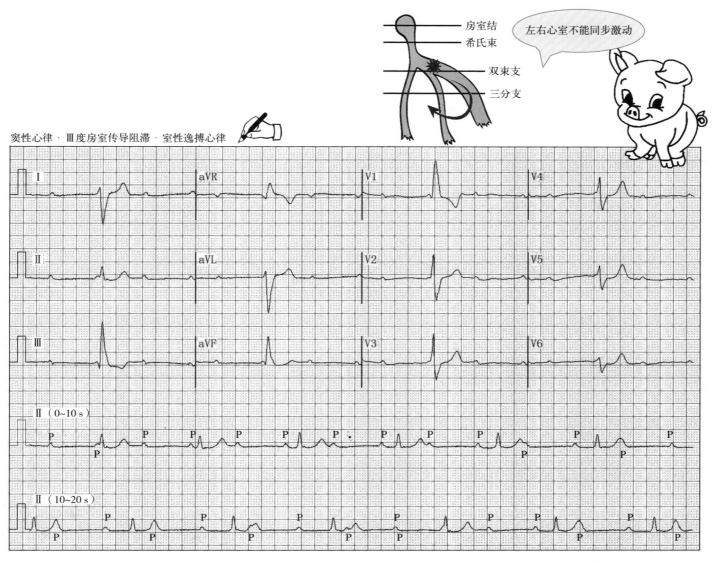

图 2-116　Ⅲ度房室传导阻滞，室性逸搏。窦性心律的频率 83 次 / 分，心室率 38 次 / 分，P 波与 QRS 波无关，QRS 波时间 167 ms

室性逸搏最常起源于一侧束支，在心室内经室间隔激动对侧心室，因此宽大的 QRS 波常呈束支传导阻滞图形。

* 束支传导阻滞图形详见本书第 129 页。

窦性心律 · Ⅲ度房室传导阻滞 · 室性逸搏心律

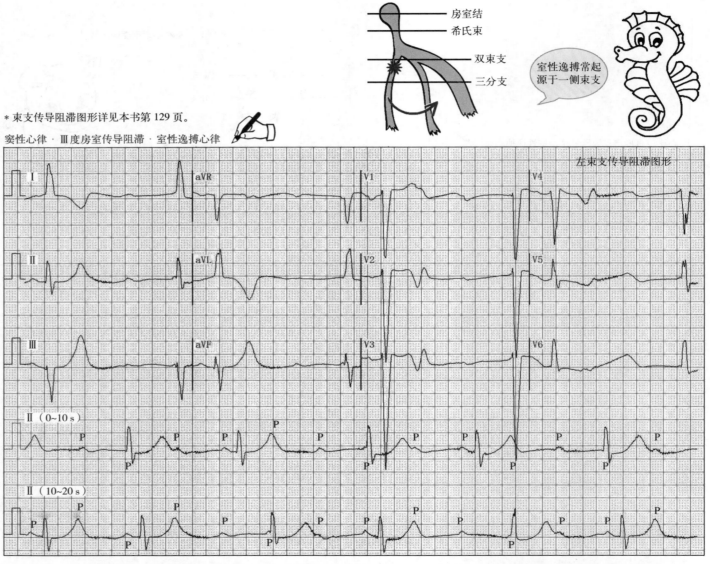

图 2-117　Ⅲ度房室传导阻滞，室性逸搏。窦性心律的频率 88 次 / 分，心室率 38 次 / 分，P 波与 QRS 波无关，QRS 波时间 159 ms

室性逸搏心律可以出现极低的频率，并可出现节律不等。

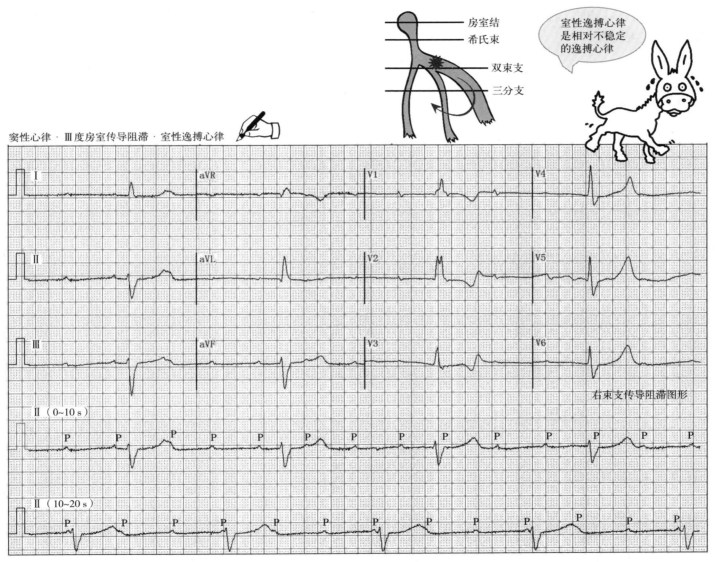

图 2-118　Ⅲ度房室传导阻滞，室性逸搏。窦性心律的频率 81 次 / 分，心室率 26 次 / 分，P 波与 QRS 波无关，QRS 波时间 163 ms

心房颤动的心房率快，因此通常心室率快；心房律不规则，心房向心室的传导不断变化，因此心室律绝对不规则。

心房颤动律Ⅲ度房室传导阻滞时，心房激动不能下传心室，心室由逸搏心律激动，此时心率缓慢，心律规则。

心房颤动伴Ⅲ度房室传导阻滞：缓慢规则的心室律

心房颤动·Ⅲ度房室传导阻滞·交界性逸搏心律

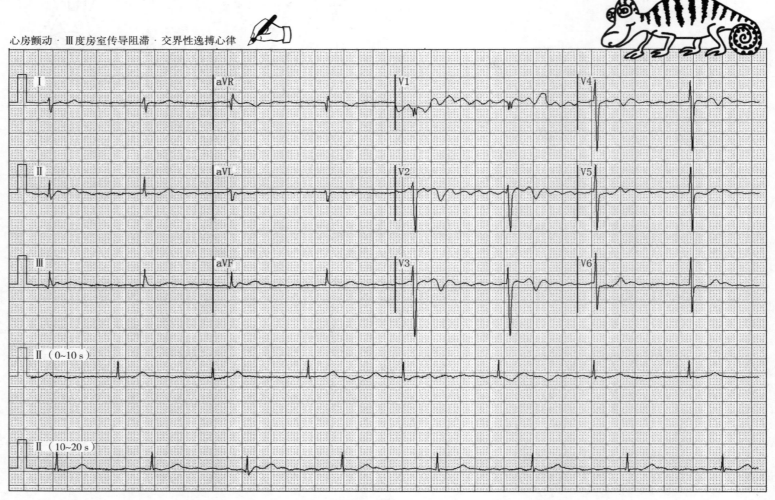

图 2-119　Ⅲ度房室传导阻滞，心房颤动。心律规则，心室率 45 次 / 分

心房颤动伴Ⅲ度房室传导阻滞时，常见的逸搏心律是交界性逸搏心律，也可能出现心率更低的室性逸搏心律。

更缓慢、规则的心室律

心房颤动·Ⅲ度房室传导阻滞·室性逸搏心律

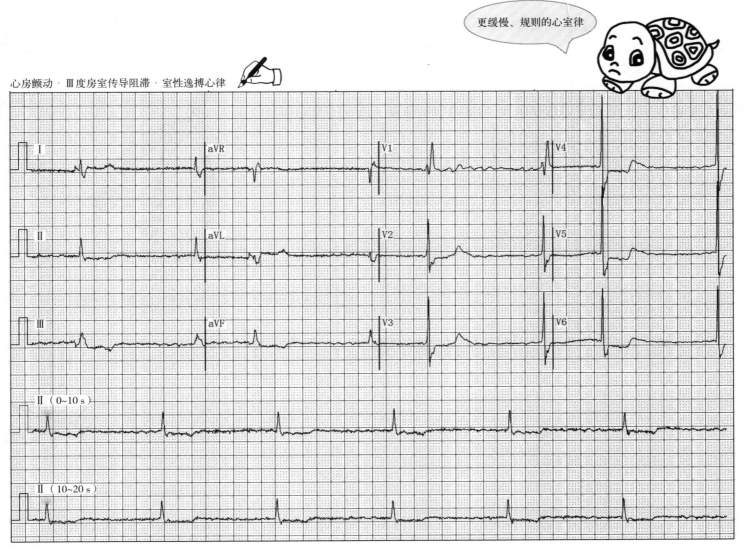

图2-120　心房颤动伴Ⅲ度房室传导阻滞：心律规则，心室率36次/分

3.1.3 室内传导阻滞

室内传导阻滞是指发生在希氏束分叉以下部位的传导阻滞，分为束支传导阻滞、分支传导阻滞和不定型室内传导阻滞。

希氏束分叉为左束支和右束支，因此束支传导阻滞包括左束支和右束支传导阻滞。

右束支细，无分支；左束支粗，又分为左前和左后分支，因此分支传导阻滞主要是左前和左后分支传导阻滞。

心室内激动普遍延迟，在心电图上不符合任何类型束支传导阻滞的图形为不定型室内传导阻滞。

心室内传导发生异常，心室除极顺序和方向发生改变，在心电图上表现为 QRS 波形态改变，并可有 QRS 时间延长（QRS 波增宽）。

继发于心室除极改变，心室复极也将改变，在心电图上表现为 ST 段和 T 波改变。

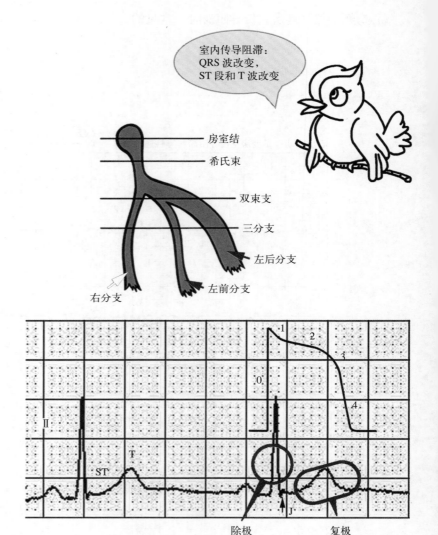

图 2-121 室内传导阻滞

3.1.3.1 束支传导阻滞

正常时，心室内冲动由左右束支同步传导，因此左右心室几乎同步激动，QRS波时间为60~100 ms；V1导联呈rS型，V5或V6导联呈qRs型、Rs型或qR型。

束支传导阻滞的特征性改变包括：QRS波增宽和变形。

• 右束支传导阻滞后，来自左心室的冲动（图2-122B中①）经室间隔抵达右心室（图2-122B中②），右心室激动延迟（图2-122B中③）。延迟的右心室除极方向为右前方，V1导联见特征性rsR'改变，V5和V6导联S波增宽。

• 左束支传导阻滞后，室间隔上部和左心室由来自右心室的冲动，经室间隔下部传导而来（图2-122C中①），左心室激动延迟（图2-122C中②）。延迟的左心室除极方向为左后方，V5或V6导联见特征性单向粗钝R波改变，V1导联S波增宽。

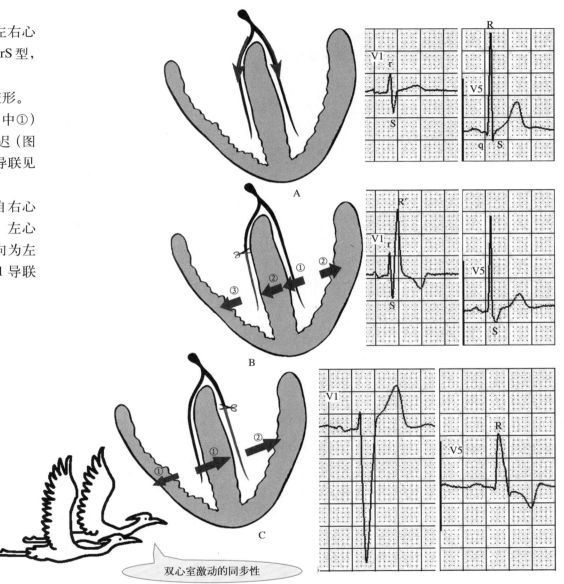

双心室激动的同步性

图2-122 束支传导阻滞。A. 正常情况；B. 右束支传导阻滞；C. 左束支传导阻滞

3.1.3.1.1 右束支传导阻滞

右束支传导阻滞后，延迟的右心室除极，在 V1 导联呈特征性 rsR′ 波改变，相对应的 V5 或 V6、I 导联 S 波增宽。由于除极改变而继发复极改变，右胸导联出现继发性 ST 段和 T 波改变：T 波倒置，或伴 ST 段压低。

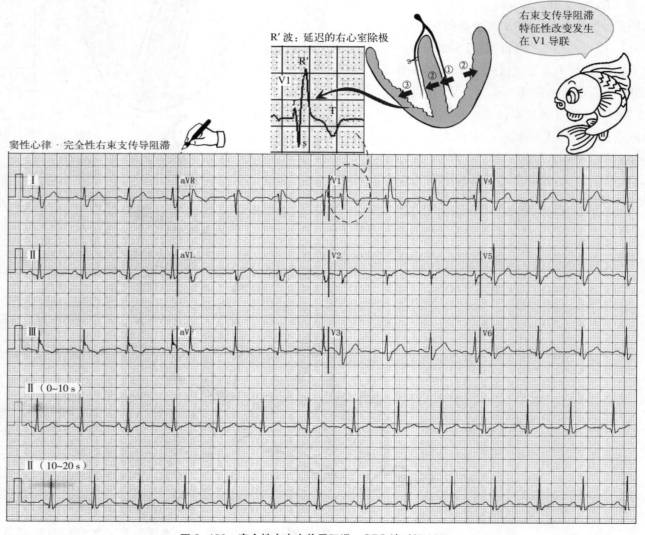

图 2-123　完全性右束支传导阻滞。QRS 波时间 128 ms

诊断右束支传导阻滞，R′波的振幅必须 >r 波的振幅。

根据 QRS 波的时间，束支传导阻滞分为"完全性"和"不完全性"，标准是 120 ms。

以 QRS 波时间 120 ms 为界区分

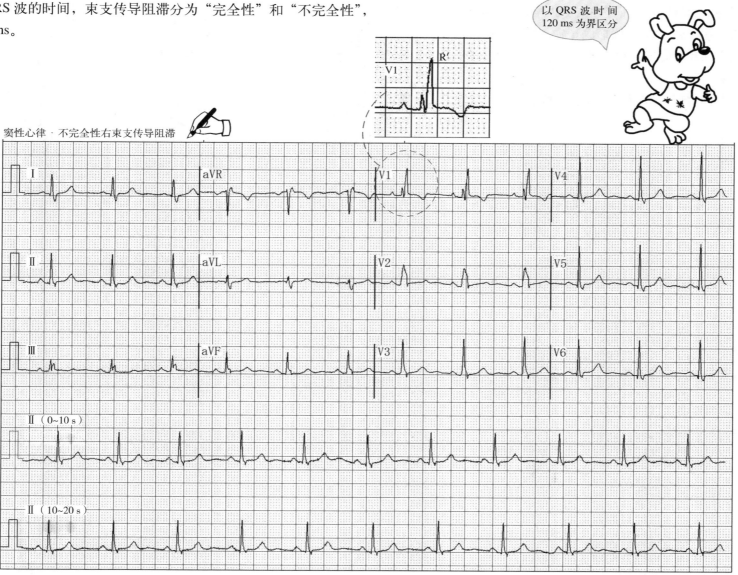

图 2-124　不完全性右束支传导阻滞。QRS 波时间 112 ms

3.1.3.1.2 左束支传导阻滞

正常时，心室的除极开始于经左束支传导的室间隔上部，方向为右前方，在 V5 和 V6 导联形成 q 波。最迟除极的部位是左心室的后底部和室间隔的右基部，方向左后上方，在 V5 和 V6 导联形成 s 波。

左束支传导阻滞时，V5 和 V6 导联呈特征性单向粗钝 R 波改变。

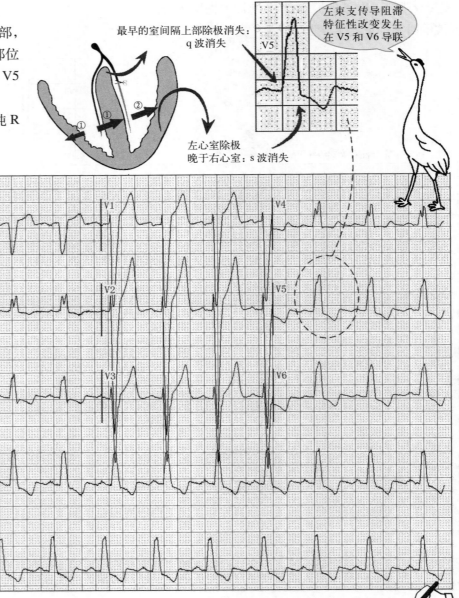

最早的室间隔上部除极消失：q 波消失

左束支传导阻滞特征性改变发生在 V5 和 V6 导联

左心室除极晚于右心室：s 波消失

图 2-125　完全性左束支传导阻滞。QRS 波时间 153 ms

窦性心律·完全性左束支传导阻滞

由于左束支传导阻滞，除极发生改变，复极也将继发改变，出现 ST 段和 T 波改变：R 波为主的导联，T 波倒置，或伴 ST 段压低；S 波为主的导联，T 波直立，或伴 ST 段抬高。

左束支传导阻滞多为完全性的，不完全性左束支传导阻滞少见。

继发于除极改变的复极改变为继发性改变

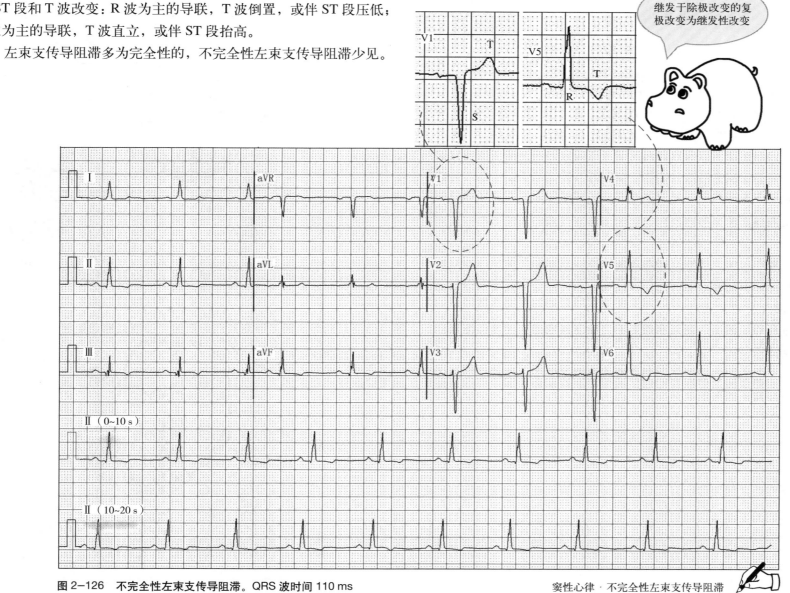

图 2-126　不完全性左束支传导阻滞。QRS 波时间 110 ms

3.1.3.2 分支传导阻滞

左前和左后分支传导阻滞时，阻滞区域除极延迟，心室除极顺序发生改变，形成分支传导阻滞的心电图改变。由于延迟激动在单个心腔内，不存在经室间隔的延迟，故 QRS 波时间 <120 ms。

左前分支传导阻滞时，最初的除极位于右心室、室间隔中部和左心室后乳头肌，QRS 波初始除极方向向右下方（图 2-127A 中①）。随后左心室下壁和心尖部除极，最后左心室侧壁和前壁除极，这些部位的除极方向向左上方（图 2-127A 中②）。因此，在心电图上：

- 电轴左偏，在 −45° ～ −90°。
- aVL 导联呈 qR 型，aVL 导联 R 峰时间 ≥ 45 ms。
- Ⅱ、Ⅲ 和 aVF 导联呈 rS 型。
- QRS 波时间 <120 ms。

左后分支传导阻滞时，最初的除极位于左心室前乳头肌和室间隔中部，QRS 波初始除极方向向左上方（图 2-127B 中①）。随后左心室前壁除极，最后左心室下侧壁除极，这部位的除极方向向右后和下方（图 2-127B 中②）。因此，在心电图上：

- 电轴右偏，成人周期 90° ~180°。
- Ⅰ 和 aVL 导联呈 rS 型。
- Ⅲ 和 aVF 导联呈 qR 型。
- QRS 波时间 <120 ms。

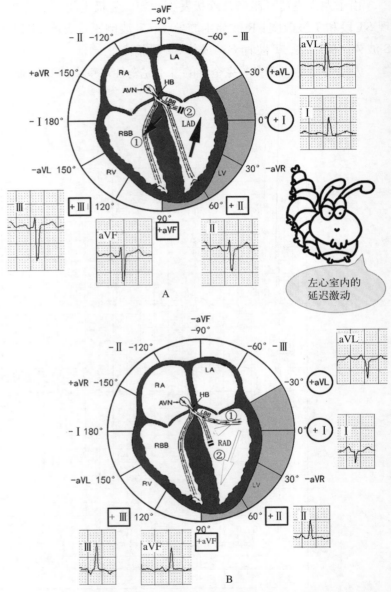

图 2-127 分支传导阻滞。A. 左前分支传导阻滞；B. 左后分支传导阻滞

3.1.3.2.1　左前分支传导阻滞

左前分支传导阻滞时，心室初始除极方向向右下方（图 2-128A 中①）：

- aVL 和 I 导联形成 q 波，aVL 导联的 q 波 > I 导联的 q 波。
- II、III 和 aVF 导联形成 r 波。

随后除极方向向左上方（图 2-128A 中②）：

- aVL 和 I 导联形成 R 型，aVL 导联的 R 波 > I 导联的 R 波。
- II、III 和 aVF 导联形成 S 波，III 导联的 S 波 > II 导联的 S 波。

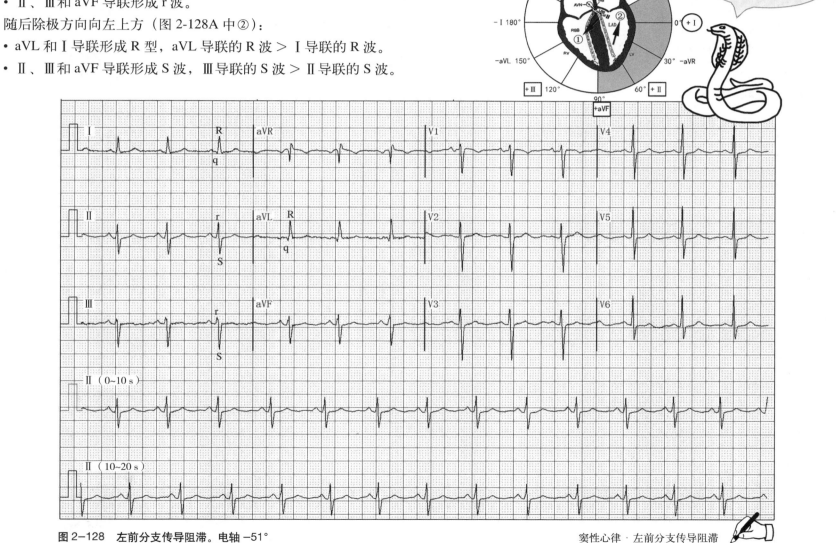

图 2-128　左前分支传导阻滞。电轴 −51°

第二章·心律失常

窦性心律·左前分支传导阻滞

3.1.3.2.2 左后分支传导阻滞

左后分支传导阻滞时，心室最初的除极方向向左上方（图 2-129A 中①）：

- Ⅰ 和 aVL 导联形成 r 波。
- Ⅲ 和 aVF 导联形成 q 波。

随后的除极方向向右后和下方（图 2-129A 中②）：

- Ⅰ 和 aVL 导联形成 S 波。
- Ⅲ 和 aVF 导联形成 R 波。

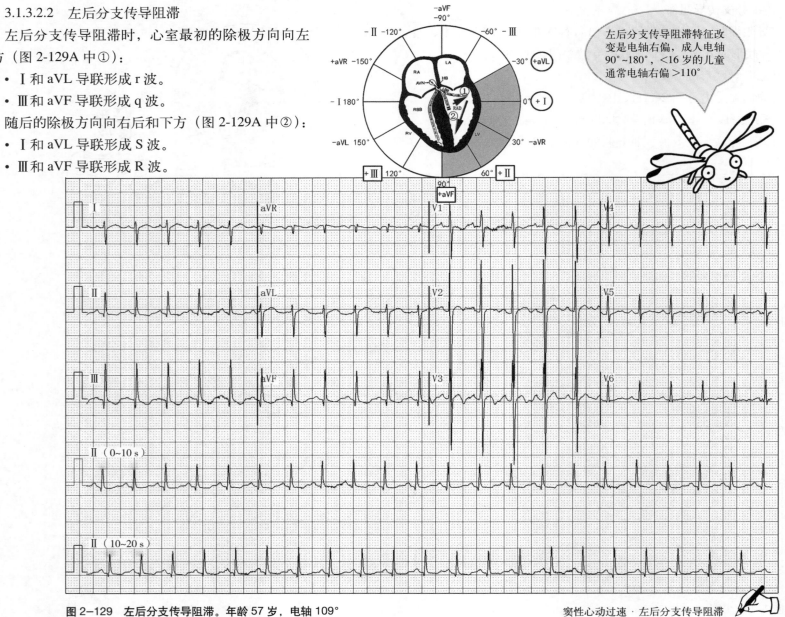

左后分支传导阻滞特征改变是电轴右偏，成人电轴 90°~180°，<16 岁的儿童通常电轴右偏 >110°

图 2-129 左后分支传导阻滞。年龄 57 岁，电轴 109°

窦性心动过速·左后分支传导阻滞

3.1.3.2.3 右束支合并左前分支传导阻滞

右束支合并左束支分支传导阻滞，称为双分支传导阻滞。

常见的组合是右束支合并左前分支传导阻滞，具有右束支传导阻滞的图形，又具有左前分支传导阻滞的特点。

单纯左前分支传导阻滞在 I 导联上 QRS 波呈 qR 型，单纯右束支传导阻滞在 I 导联上 QRS 波有粗钝的 S 波。两者合并发生时，在 I 导联上 QRS 波有粗钝的 S 波，而不是 qR 型，但是 aVL 导联 QRS 波仍保持 qR 型。

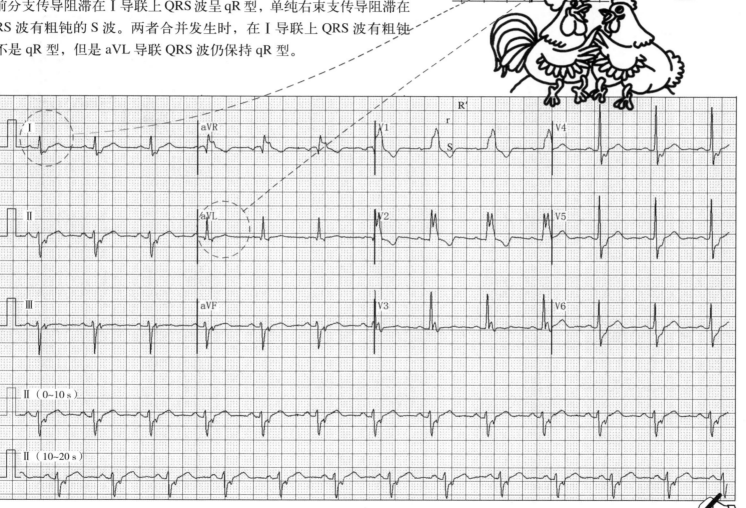

图 2-130　右束支合并左前分支传导阻滞。电轴 −87°

窦性心律·右束支合并左前分支传导阻滞

3.1.3.2.4 右束支合并左后分支传导阻滞

孤立的左后分支传导阻滞少见，常见与右束支传导阻滞合并存在。合并有右束支传导阻滞，胸导联呈右束支传导阻滞图形，肢体导联呈近似左后分支传导阻滞的图形，将发生以下改变：

- Ⅰ和 aVL 导联呈 rS 型，但 S 波粗钝。
- Ⅲ和 aVF 导联呈 qR 型或 qRs 型，但Ⅲ和 aVF 导联 R 波振幅高，并且 R 波粗钝。

138

特点：Ⅰ和 aVL 导联 S 波粗钝；Ⅲ和 aVF 导联 R 波高大粗钝

窦性心律·右束支合并左后分支传导阻滞

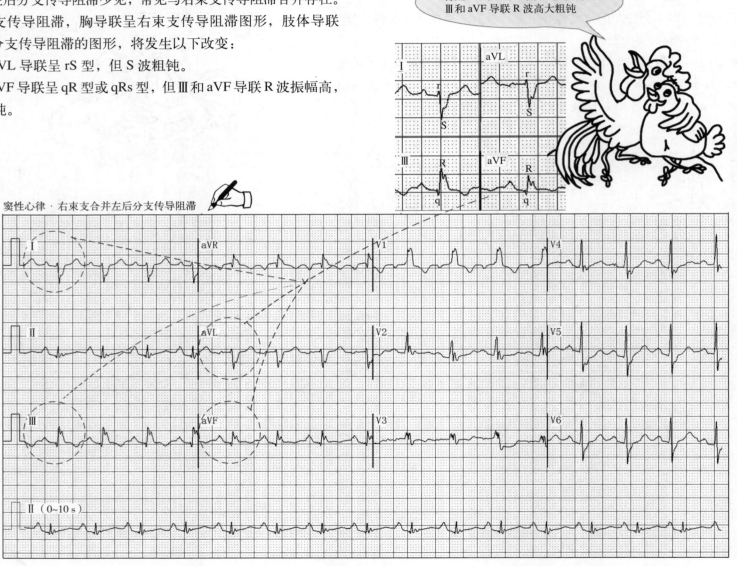

图 2-131　右束支合并左后分支传导阻滞。年龄 70 岁，电轴 143°

3.1.3.3 不定型室内传导阻滞

心室内激动普遍延迟，QRS 波增宽，不符合任何类型束支传导阻滞的图形，为不定型室内传导阻滞，常简称为室内传导阻滞。

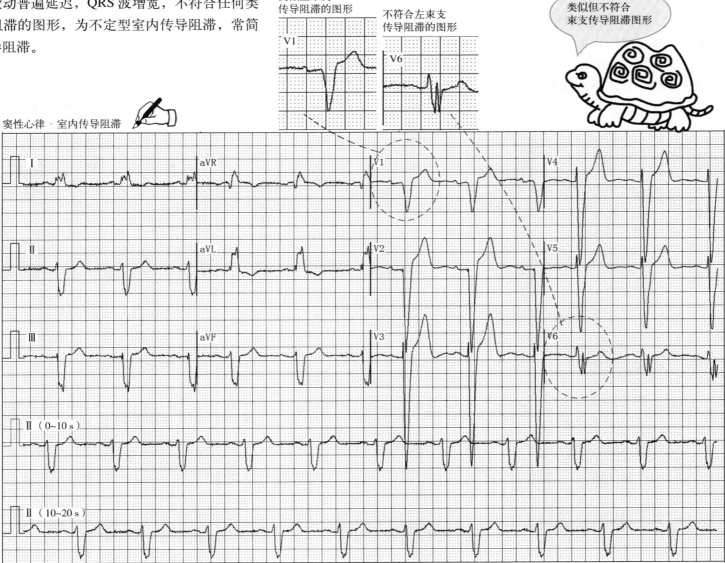

图 2-132　不定型室内传导阻滞。QRS 波时间 160 ms

3.2 逸搏与逸搏心律

正常时，窦房结的频率最高，是心脏的主导节律点。其他部位节律点的频率低，通常并不主导心脏的节律，称为潜在节律点。潜在节律点可被动产生逸搏，逸搏可以是房性、交界性和室性。连续三次逸搏称为逸搏心律。

房性逸搏的 P' 波不同于窦性 P 波，P'R 间期 >120 ms。

交界性逸搏的 P⁻ 波可以在 QRS 波前、QRS 波中和 QRS 波后。在 QRS 波前，P⁻R 间期 <120 ms；在 QRS 波后，RP⁻ 间期 <200 ms。

室性逸搏无相关 P 波，QRS 波宽大畸形。

保护性机制

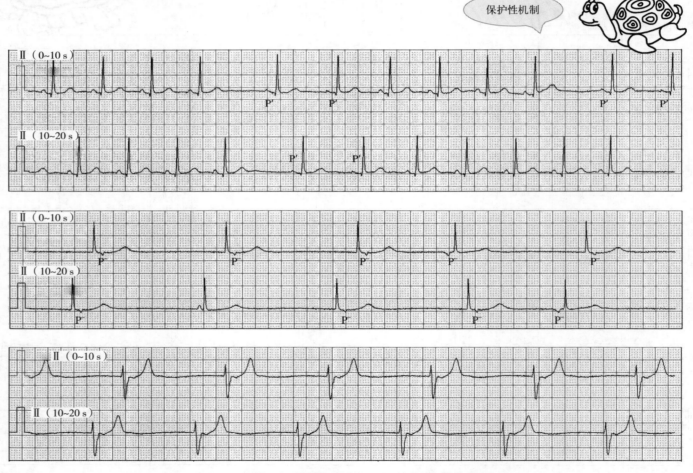

图 2-133　逸搏。上：**房性逸搏**；中：**交界性逸搏**；下：**室性逸搏**

3.2.1 房性逸搏

潜在节律点的频率，从心房到心室依次降低。

房性逸搏的 P′ 波通常在 II 导联上直立，在 aVR 导联倒置。

房性逸搏可见于窦性心动过缓和窦房传导阻滞。

同步 12 导联观察 P 和 P′ 波更佳

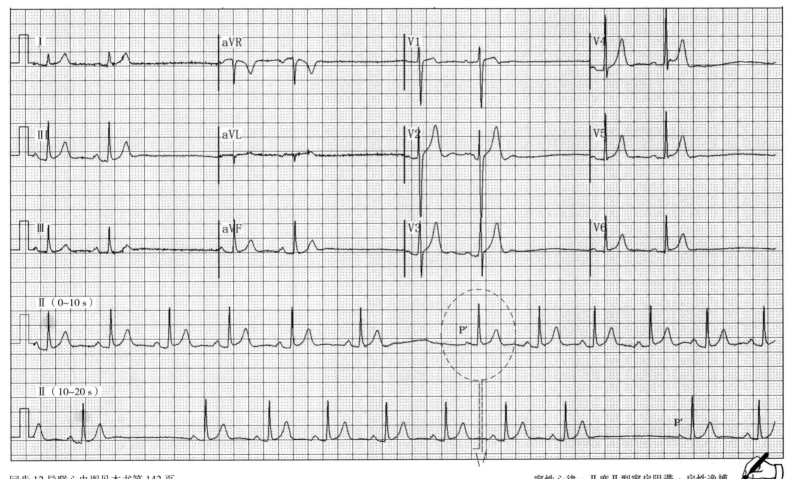

第二章 · 心律失常

同步 12 导联心电图见本书第 142 页

图 2-134　房性逸搏

窦性心律 · II 度 II 型窦房阻滞 · 房性逸搏

窦性 P 波和房性逸搏的 P′ 波在 II、III 和 aVF 导联上明显不同。P′ 波在 II 导联直立，在 aVR 导联倒置，P′ R 间期 >120 ms，为房性逸搏。

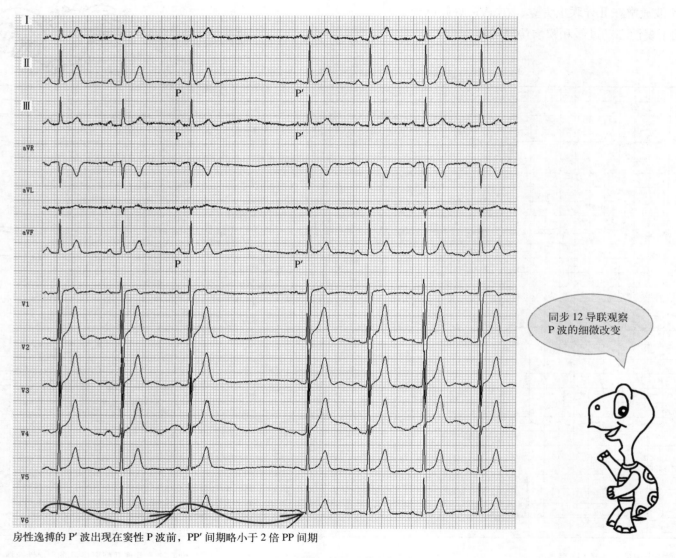

同步 12 导联观察 P 波的细微改变

房性逸搏的 P′ 波出现在窦性 P 波前，PP′ 间期略小于 2 倍 PP 间期

图 2-135　房性逸搏的 P′ 波

3.2.2 交界性逸搏

交界性逸搏是最常见的逸搏。交界性逸搏的 P⁻ 波通常在 II 导联上倒置，在 aVR 导联直立。P⁻ 波在 QRS 波前时，P⁻R 间期 <120 ms。

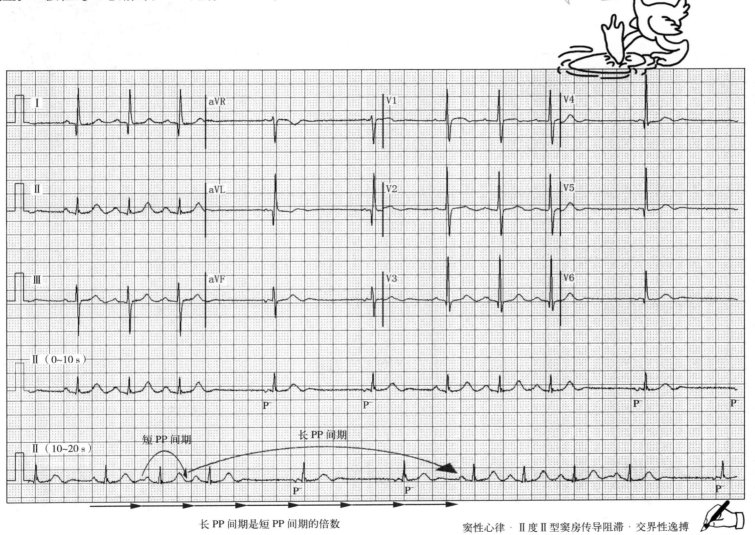

短 PP 间期　　　　长 PP 间期

长 PP 间期是短 PP 间期的倍数

窦性心律 · II 度 II 型窦房传导阻滞 · 交界性逸搏

图 2-136　交界性逸搏：P⁻ 在 QRS 波前

交界性逸搏的 P⁻ 波也可在 QRS 波后，此时 RP⁻ 间期 <200 ms。

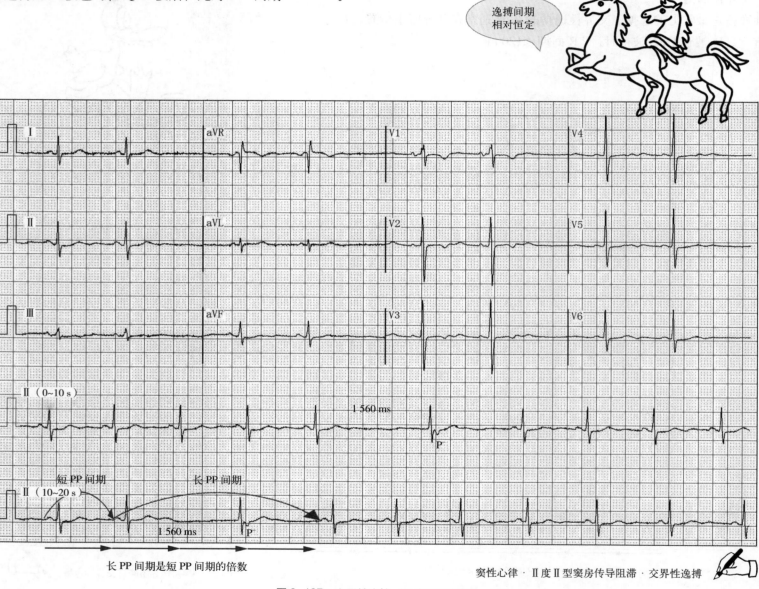

图 2-137　交界性逸搏：P⁻ 在 QRS 波后

3.2.3 室性逸搏

在缓慢性窦性心律失常中，室性逸搏不常见。

室性逸搏的 QRS 波宽大畸形，前无相关 P 波。

室性逸搏是最为缓慢的逸搏

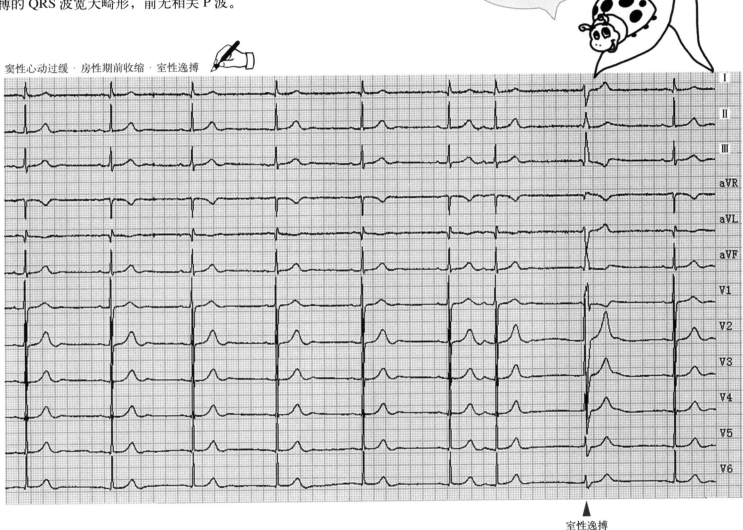

窦性心动过缓·房性期前收缩·室性逸搏

室性逸搏

图 2-138　室性逸搏

第三章
心肌缺血与心肌梗死

心肌缺血常特指心室肌血液灌注不足导致心肌能量代谢不正常的一种病理
状态。心肌梗死是持续、严重的心肌缺血导致心肌坏死的病变过程。

心肌缺血和心肌梗死的心电图改变包括：

- 复极改变：ST 段和 T 波改变。
- 除极改变：QRS 波改变。

急性心肌缺血和心肌梗死特征性的心电图改变包括：

- T 波高尖。
- ST 段压低或抬高。
- QRS 波改变。
- T 波倒置。

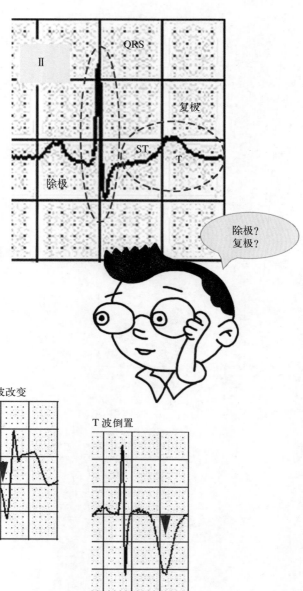

图 3-1
心肌缺血和心肌梗死的除极改变与复极改变

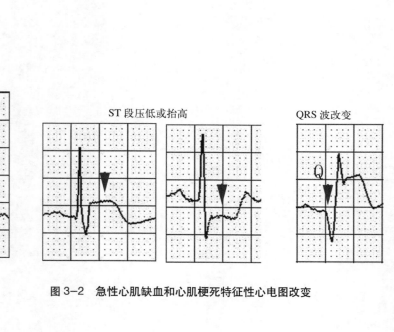

图 3-2　急性心肌缺血和心肌梗死特征性心电图改变

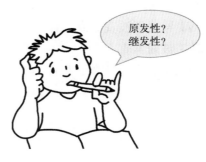

1. 心肌缺血

心肌缺血时，主要影响心室肌复极，产生原发性心室肌复极异常，在心电图上表现为 ST 段和 T 波改变。

在心电图上心室肌复极异常分为：原发性和继发性复极异常。

• 原发性复极异常：由心室肌细胞动作电位复极部分的形态和（或）时程异常所致，除极是正常的。可由心肌缺血、心肌炎、药物、中毒和电解质异常等多种因素引起，心率的突然变化、过度通气、体位改变、儿茶酚胺增加、交感神经刺激和体温变化等也可引起。

• 继发性复极异常：由心室肌细胞动作电位除极顺序和（或）时程异常所致，心电图表现为 QRS 波形态或时间异常。这种改变主要是由于除极顺序改变导致复极顺序改变，常见于束支传导阻滞、心室预激、心室异位激动或心室起搏等。

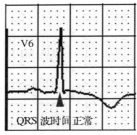

原发性

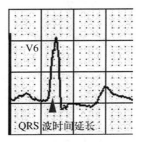

继发性

图 3-3　原发性与继发性心室肌复极异常

1.1 T 波

各导联 T 波的正常形态：

- Ⅰ、Ⅱ 和 V4~V6 导联 T 波直立。

- aVR 导联 T 波倒置。

- aVL、Ⅲ、V1 导联 T 波直立或倒置。

- V2~V3 导联 T 波通常直立。

- V2 导联 T 波振幅的正常上限：男性为 1.0~1.4 mV；女性为 0.7~1.0 mV。

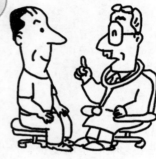

T 波正常值与性别、年龄和种族有关。T 波异常可伴或不伴 ST 段异常，分析孤立的 T 波异常比较困难

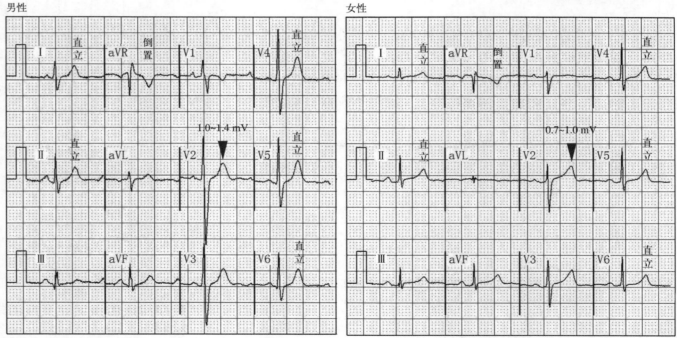

图 3-4　正常 T 波

1.1.1 T波改变的定性诊断

T波改变定性的形态描述性诊断包括：高尖、低平、对称、倒置和双向（正负双向、负正双向）。

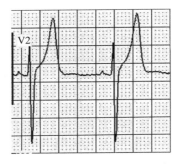

高尖：V2 导联 T 波振幅的正常上限为男性 1.0 ～ 1.4 mV，女性 0.7 ～ 1.0 mV

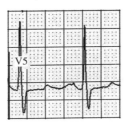

低平：T 波振幅低于同导联 R 波振幅的 1/10 为 T 波低平

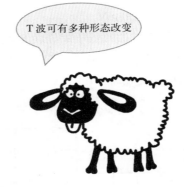

T 波可有多种形态改变

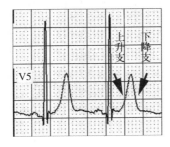

对称

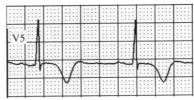

倒置：V5 和 V6 导联 T 波倒置具有重要的临床意义

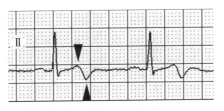

双向：正负双向

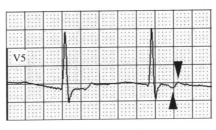

双向：负正双向

图 3-5　T 波改变的形态描述性诊断

1.1.2 T波改变的定量诊断

T波振幅的定量诊断：

（1）T波倒置：根据 I、II、aVL、V2~V6 导联 T波振幅判断。

- T波倒置：−0.1~−0.5 mV。

- T波深倒置：−0.5~−1.0 mV。

- 巨大倒置：>−1.0 mV。

（2）T波低平：T波振幅低于同导联 R 波振幅的 1/10。

（3）T波平坦：I、II、aVL、V4~V6 导联 T波振幅在 0.1~−0.1 mV，其中

I、II、aVL 导联 R 波振幅 >0.3 mV。

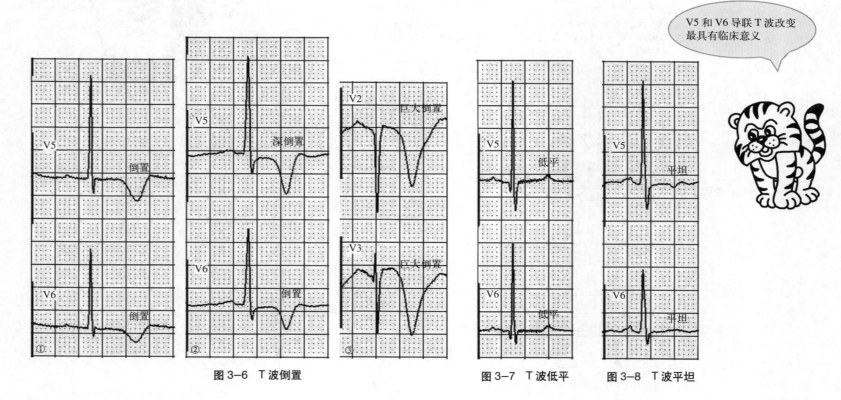

图3-6　T波倒置　　　　　　　图3-7　T波低平　图3-8　T波平坦

V5 和 V6 导联 T 波改变最具有临床意义

1.2 ST 段

各导联 ST 段正常值：

- 40 岁以上男性，V2 和 V3 导联 J 点抬高 <0.2 mV，其他导联 <0.1 mV；40 岁以下男性，V2 和 V3 导联 J 点抬高 <0.25 mV。
- 女性 V2 和 V3 导联 J 点抬高 <0.15 mV，其他导联 <0.1 mV。
- 不论男性与女性，V3R 和 V4R 导联 J 点抬高 <0.05 mV，30 岁以下男性 V3R 和 V4R 导联 J 点抬高 <0.1 mV。
- 所有人群，不论年龄，J 点压低在 V2 和 V3 导联 <0.05 mV，在其他导联 <0.1 mV。

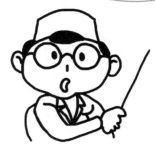

可有多种改变 ST 段的情况，应重视其他导致 ST 段抬高或压低的因素

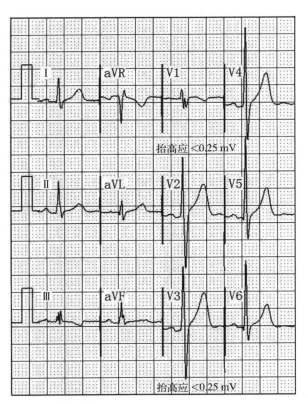

图 3-9 患者男性，30 岁，ST 段抬高在正常范围内

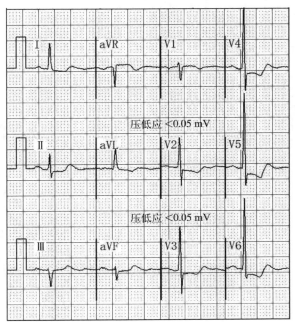

图 3-10 患者女性，85 岁，ST 段压低超过正常范围

ST 段改变可有 ST 段抬高和压低。

心电图诊断包括定性诊断和定量诊断。定性诊断是 ST 段改变的形态描述性诊断：抬高或压低。定量诊断是 ST 段改变值的诊断：抬高值或压低值。

ST 段压低进一步的描述性诊断有：下斜型、水平型和上斜型。

ST 段抬高进一步的描述性诊断有：弓背向上型或弓背向下型，弓背向上型常简称为弓背型。

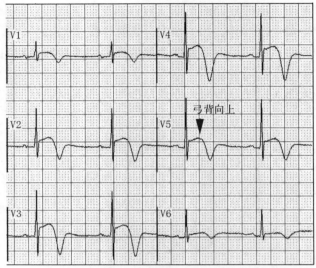

图 3-12　弓背向上型 ST 段抬高

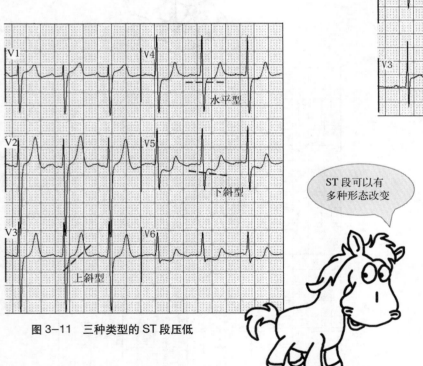

图 3-11　三种类型的 ST 段压低

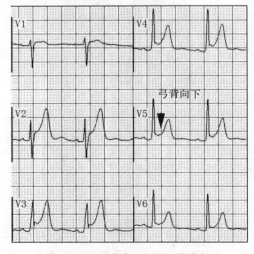

图 3-13　弓背向下型 ST 段抬高

1.3　心肌缺血与 ST 段和 T 波改变

　　心肌缺血可产生 ST 段和 T 波改变，但 ST 段和 T 波改变并不特指心肌缺血。在心电图上 T 波改变比 ST 段改变多见，最常见的是 T 波低平。

在心电图上诊断心肌缺血需结合临床。中老年人 T 波改变提示心肌缺血可能

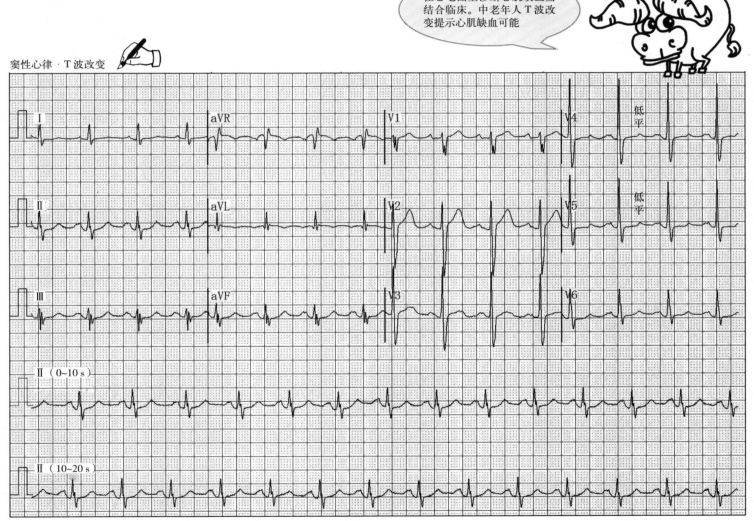

图 3-14　T 波低平。患者女性，80 岁。V4 和 V5 导联 T 波低平

一些 T 波改变，尤其是 T 波低平或平坦，诊断心肌缺血的特异性并不高。

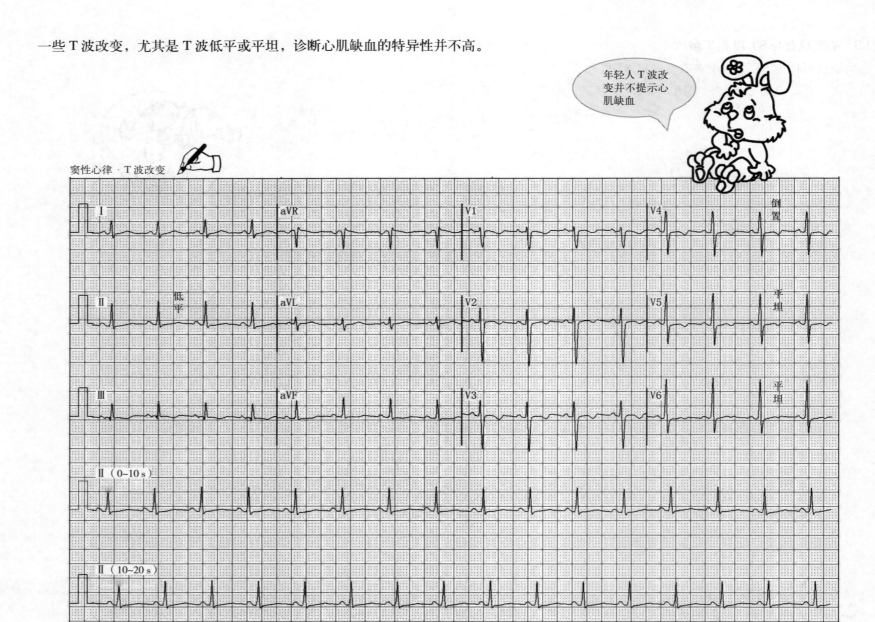

图 3-15 T 波改变。患者女性，34 岁。Ⅱ导联 T 波低平，V4 导联 T 波倒置，V5 和 V6 导联 T 波平坦

不同导联的 T 波改变，其临床意义不同。V5 和 V6 导联 T 波倒置具
有重要的临床意义。

T 波改变合并 ST 段改变，
提示心肌缺血的可能性较大

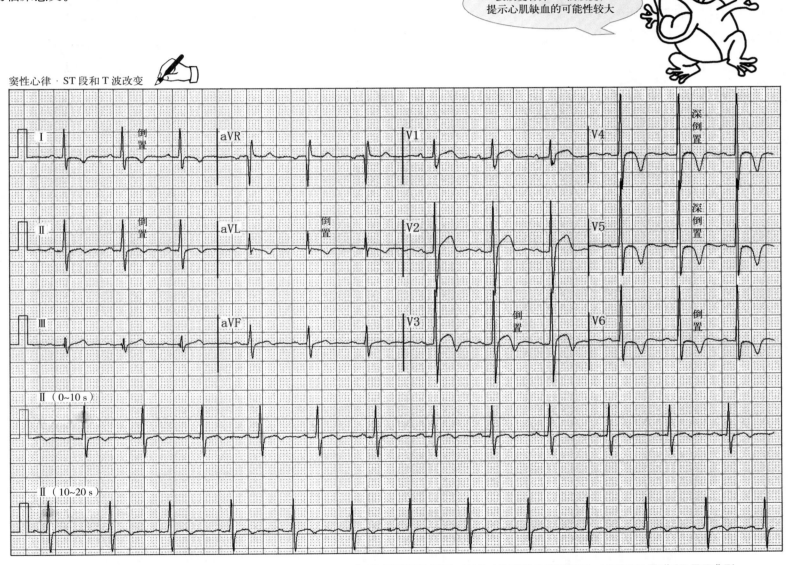

图 3-16 T 波倒置。患者男性，45 岁。Ⅰ、aVL、Ⅱ、V3 和 V6 导联 T 波倒置，V4 和 V5 导联 T 波深倒置，V2 和 V3 导联 ST 呈弓背型

巨大 T 波倒置常出现在 V2~V6 导联。根据其形态特征分为两种类型：

· T 波基底部较宽、两支不对称的巨大倒置 T 波，且 QT 间期延长，称为"尼亚加拉瀑布样 T 波"。

· T 波基底部较窄、两支对称的巨大倒置 T 波。

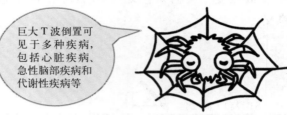

巨大 T 波倒置可见于多种疾病，包括心脏疾病、急性脑部疾病和代谢性疾病等

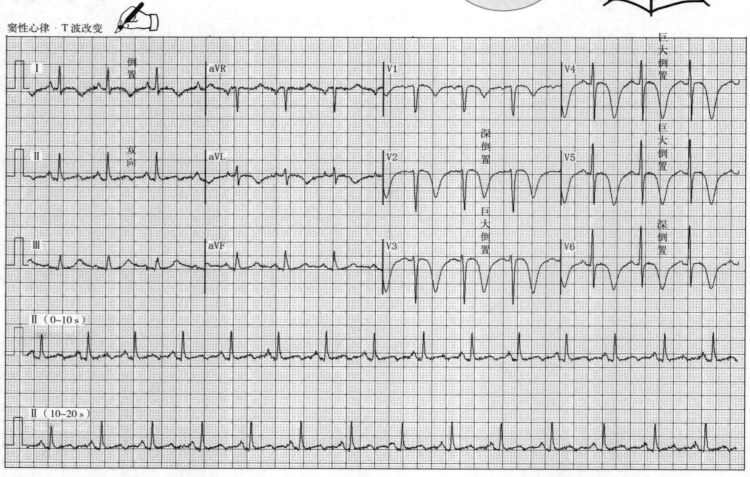

图 3-17　巨大 T 波倒置。患者女性，49 岁。I 导联 T 波倒置；II 导联 T 波正负双向；V2 和 V6 导联 T 波深倒置；
V3~V5 导联 T 波巨大倒置，两支不对称。注：关于 QT 间期延长详见本书第 231 页

出现两支对称的巨大倒置 T 波，提示心肌缺血的可能性较大，尤其当患者为老年人时。

T 波倒置的深度和形态，有助于临床诊断

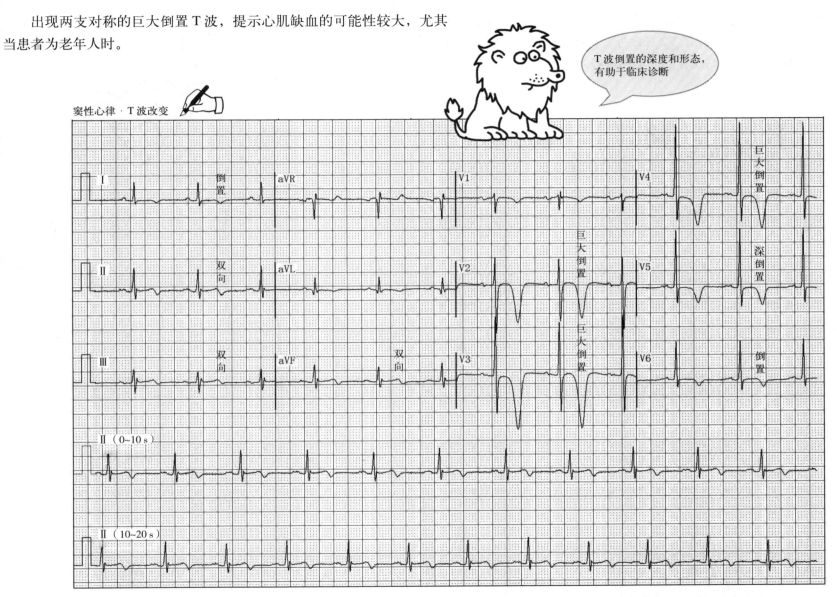

窦性心律·T 波改变

倒置 / 双向 / 双向 / 双向 / 巨大倒置 / 巨大倒置 / 巨大倒置 / 深倒置 / 倒置

图 3-18　巨大 T 波倒置。患者女性，79 岁。Ⅰ、Ⅱ、Ⅲ和 aVF 导联 T 波正负双向；V2~V4 导联 T 波巨大倒置，两支对称；V5 导联 T 波深倒置，两支对称；V6 导联 T 波倒置

T波高尖常见于急性心肌梗死的超早期，及时发现T波高尖是及早诊断急性心肌梗死的关键。目前，除了V2导联外，其他导联T波振幅的正常上限值没有公认的标准。此时与既往的心电图进行对比分析或动态观察非常重要。

若T波高尖伴有胸痛，强烈提示急性心肌缺血

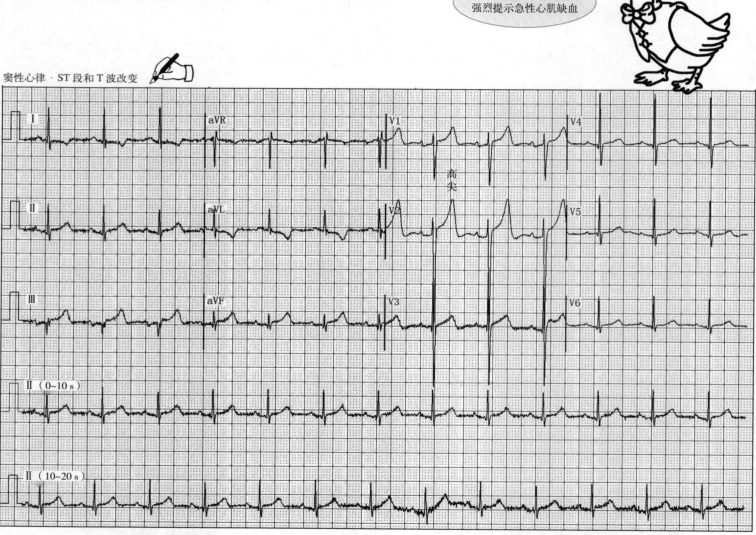

图3-19　T波高尖。患者女性，84岁。I和aVL导联T波负正双向，V2导联T波高尖和ST段抬高，III和aVF导联ST段抬高

ST 段改变诊断心肌缺血的特异性高于 T 波改变，常见的改变是 ST 段压低。水平型或下斜型 ST 段压低具有重要的临床意义。

心肌缺血中 ST 段压低最常见于 V4~V6 导联

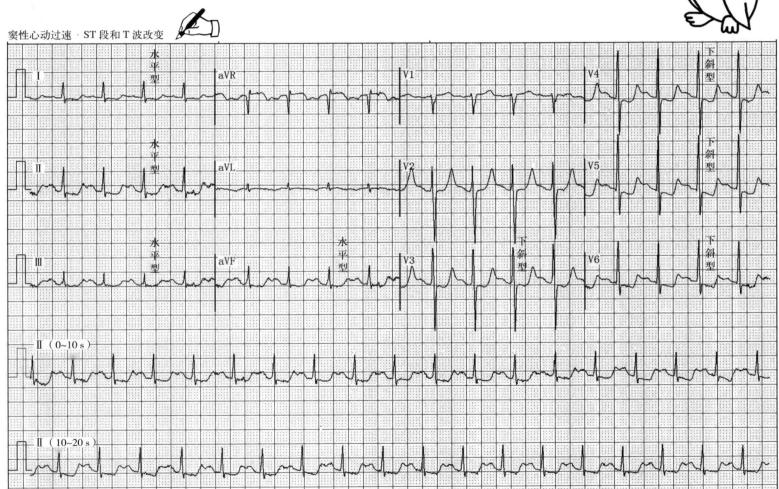

图 3-20　ST 段压低。患者男性，56 岁。Ⅰ、Ⅱ、Ⅲ和 V3~V6 导联 ST 段水平型或下斜型压低，心率 110 次 / 分

ST 段压低可以与 ST 段抬高同时出现。

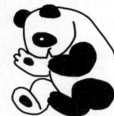

若胸痛时出现一过性 ST 段改变，强烈提示心肌缺血

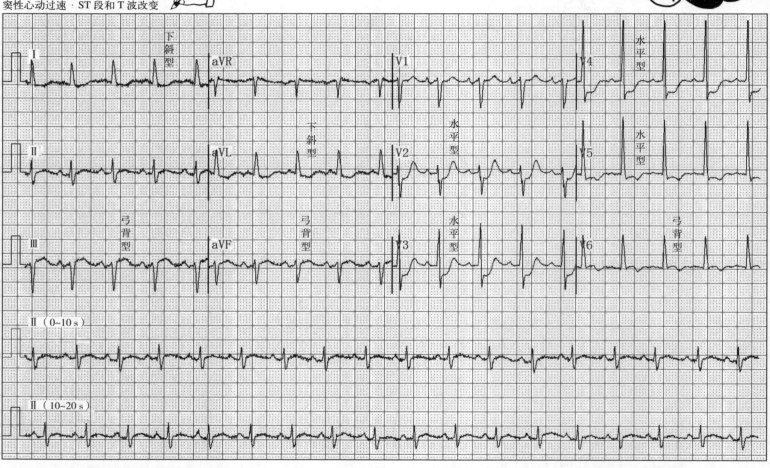

图 3-21　ST 段压低与抬高并存。患者男性，87 岁。Ⅰ、aVL 和 V2~V5 导联 ST 段水平型或下斜型压低；Ⅲ、aVF 和 V6 导联 ST 段呈弓背型；
V5 和 V6 导联 T 波倒置，心率 107 次 / 分

出现 ST 段和 T 波改变时，若能与以往的心电图比较，更能明确心肌缺血的诊断。

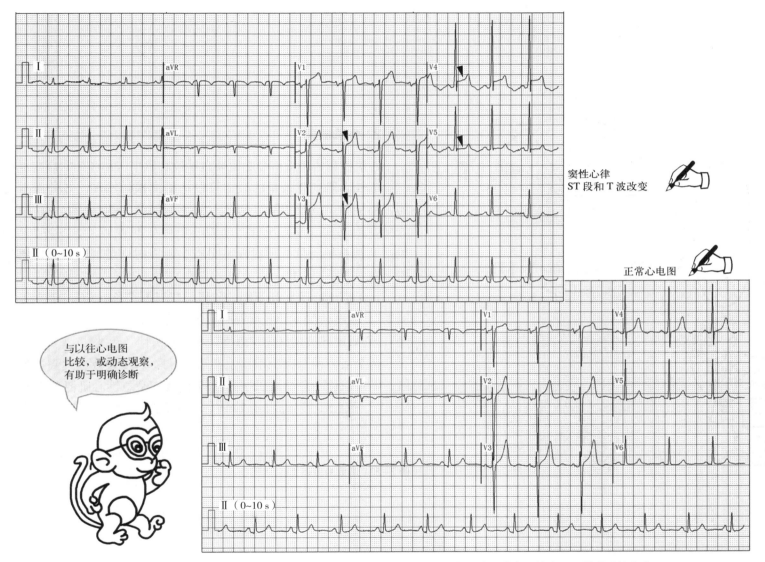

窦性心律
ST 段和 T 波改变

正常心电图

与以往心电图
比较，或动态观察，
有助于明确诊断

图 3-22　患者男性，77 岁。上图：胸痛发作时的心电图，V2~V5 导联 ST 段弓背向下抬高；V3 导联 T 波高尖。
下图：该患者以往的心电图

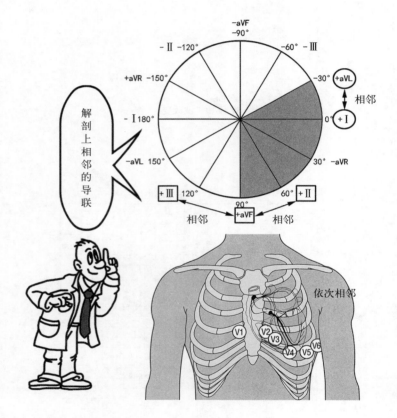

图 3-23 导联的相邻关系

2. 心肌梗死

心肌梗死是严重持续心肌缺血导致心肌损伤和坏死的病变过程。

急性心肌梗死最早的改变可以是 T 波振幅增加，高耸或高尖，称为"超早期 T 波改变"。T 波改变通常只持续 5~30 分钟，随后是 ST 段改变，抬高和（或）压低。随着心肌梗死的进展，QRS 波发生改变，包括 R 波振幅降低和形成异常 Q 波。随着时间进展，心肌梗死在心电图上发生一系列变化，称为动态演变。

为了描述心肌梗死不同的阶段，"早期""急性期""近期"和"陈旧期"，这些传统术语已经被应用几十年。按照目前"全球心肌梗死定义"，心肌梗死被定义为"急性"和"陈旧性"两类。

两个或者两个以上解剖上相邻的导联，ST 段改变达到或超过规定值，即可以诊断急性心肌梗死。ST 段改变是急性心肌梗死的重要依据：V1~V3 导联 ST 段抬高 >0.2 mV，其他导联 ST 段抬高 >0.1 mV。

2.1 急性心肌梗死的基本图形和心电图诊断

心肌梗死是严重和持续心肌缺血的结果,是由心肌缺血向心肌损伤和坏死发展的过程,因此在心电图上可先后出现缺血性、损伤性和坏死性改变。

不同的时间,在同一导联上心电图的改变是不同的,即所谓的"时间性"。根据这一时间性特点,心电图能对心肌梗死做出分期诊断。

冠状动脉病变是心肌梗死最主要的原因,不同部位的病变,引起不同部位的心肌缺血或坏死。因此在心电图上,同一时间,不同导联上的改变是不同的,即所谓的"区域性"。根据这一区域性特点,心电图能对心肌梗死做出定位诊断,并可判断与梗死相关的冠状动脉。

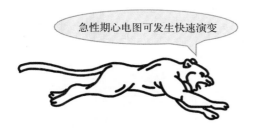

急性期心电图可发生快速演变

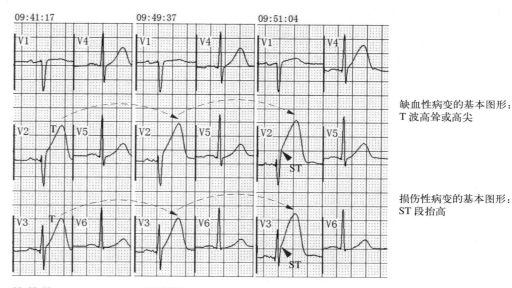

缺血性病变的基本图形:
T波高耸或高尖

损伤性病变的基本图形:
ST段抬高

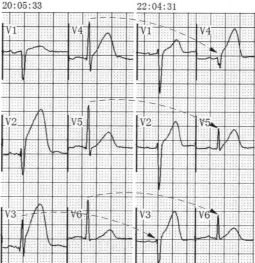

坏死性病变的基本图形:
R波振幅降低或异常Q波形成

图3-24 心肌梗死的基本图形

2.1.1 急性心肌梗死（超早期）

ST 段改变发生在急性心肌梗死的早期，是最早能确立急性心肌梗死诊断的指标。以 ST 段为标准，急性心肌梗死分为 ST 段抬高性和非 ST 段抬高性两类。在 ST 段抬高性急性心肌梗死中，最初的改变是 ST 段变成平直，ST 段后和 T 波之间的夹角消失。

前间壁

以 ST 段为标准，V1~V3 导联定位诊断为前间壁

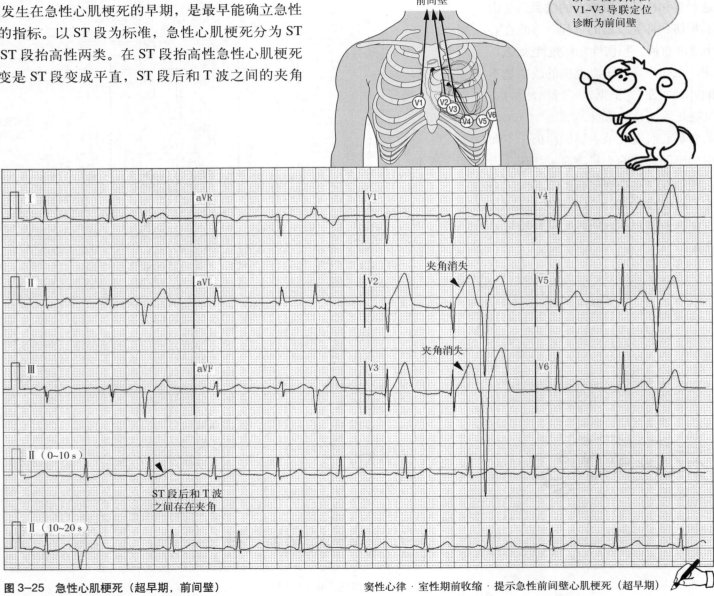

夹角消失

夹角消失

ST 段后和 T 波之间存在夹角

图 3-25 急性心肌梗死（超早期，前间壁）

窦性心律·室性期前收缩·提示急性前间壁心肌梗死（超早期）

ST 段后和 T 波之间的夹角消失后，T 波增宽，ST 段抬高，正常时两者之间的凹曲线消失，ST 段成为弓背向上抬高。

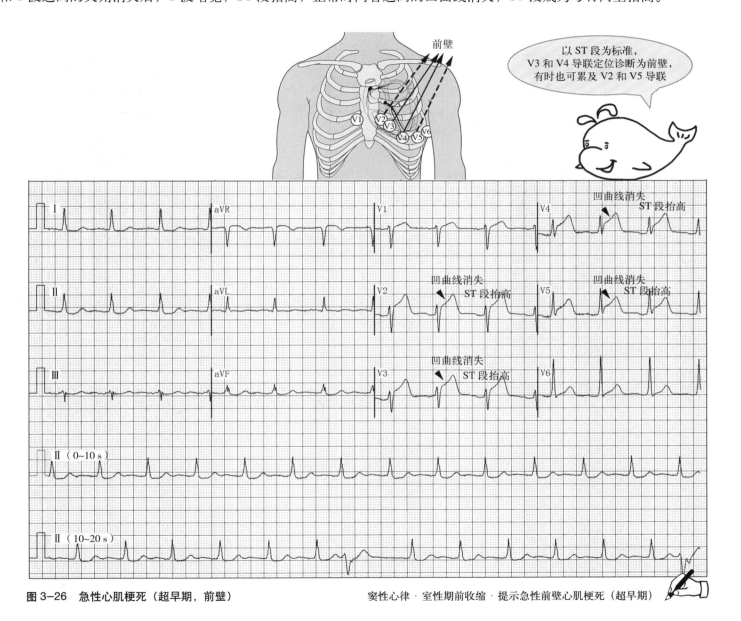

图 3-26 急性心肌梗死（超早期，前壁）　　　　　　窦性心律·室性期前收缩·提示急性前壁心肌梗死（超早期）

ST 段抬高值可高至 >1.0 mV，也可低至 <0.1 mV。

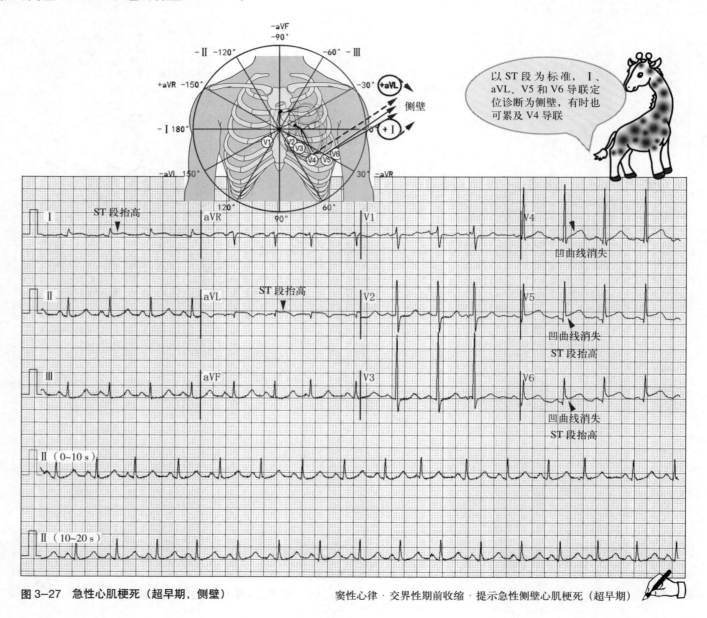

以 ST 段为标准，I、aVL、V5 和 V6 导联定位诊断为侧壁，有时也可累及 V4 导联

图 3-27　急性心肌梗死（超早期，侧壁）　　　　窦性心律·交界性期前收缩·提示急性侧壁心肌梗死（超早期）

ST 段抬高值胸导联常高于肢体导联，T 波高尖常见于胸导联。

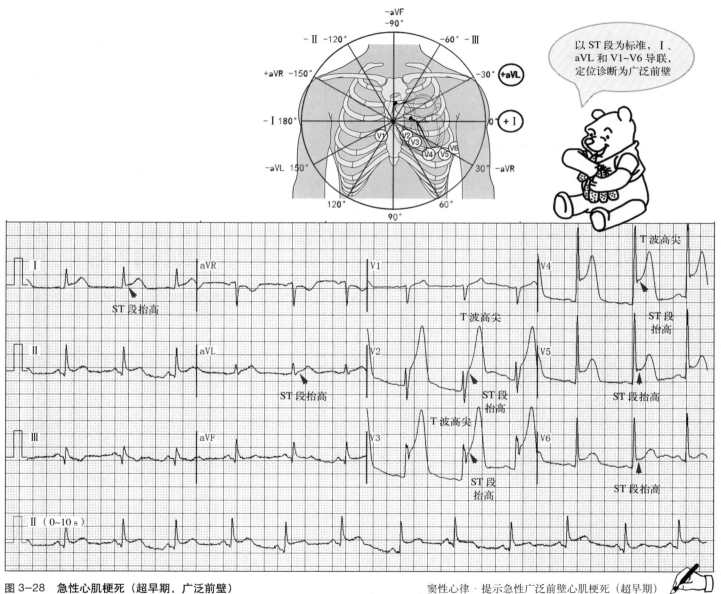

图 3-28　急性心肌梗死（超早期，广泛前壁）

窦性心律·提示急性广泛前壁心肌梗死（超早期）

有时抬高的 ST 段和增宽的 T 波融合成单向曲线。在同一图上，可以有不同的 ST 段和 T 波改变。

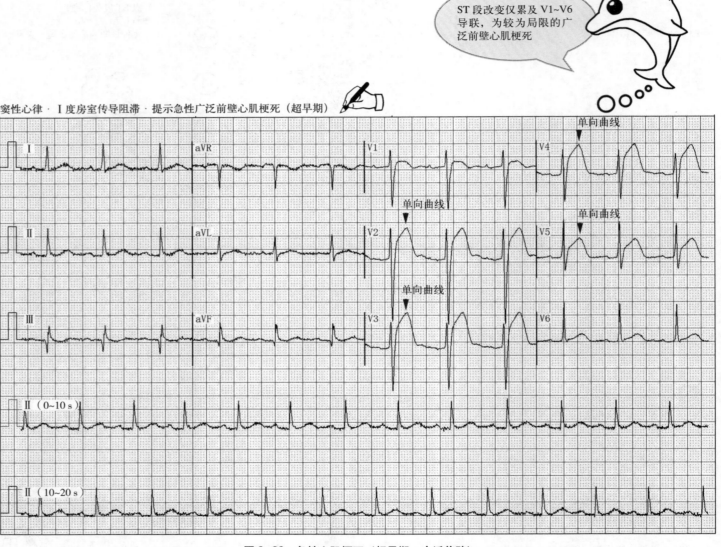

图 3-29　急性心肌梗死（超早期，广泛前壁）

远离梗死部位的 ST 段压低，称为对应性 ST 段改变，有此改变者，强烈提示心肌梗死。Ⅱ、Ⅲ 和 aVF 导联和 V1~V3 导联并非相邻的导联，出现 ST 段压低，强烈提示心肌梗死。

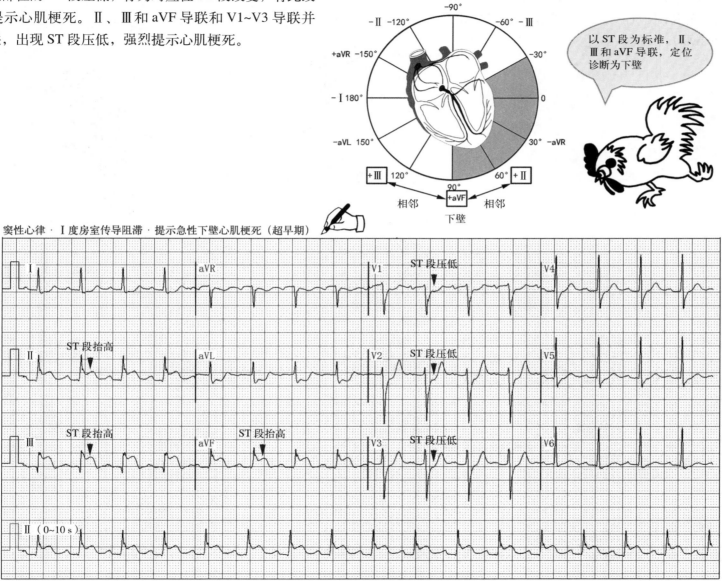

图 3-30　急性心肌梗死（超早期，下壁）

ST 段压低的导联与 ST 段抬高的导联，其正极的方向相反。前壁 ST 段压低，提示后壁可能存在 ST 段抬高，应附加记录后壁导联（V7~V9 导联）。

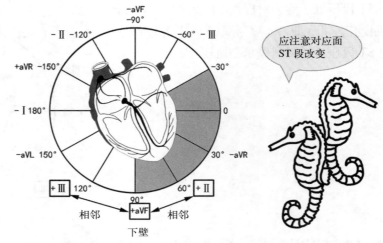

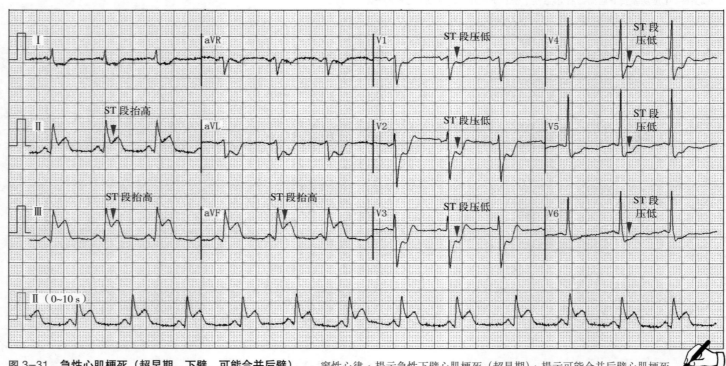

图 3-31　急性心肌梗死（超早期，下壁，可能合并后壁）　窦性心律·提示急性下壁心肌梗死（超早期）·提示可能合并后壁心肌梗死

梗死相关冠状动脉的供血区域，决定了心肌梗死的部位。

有时一支冠状动脉阻塞，可以同时引起多部位的心肌梗死。

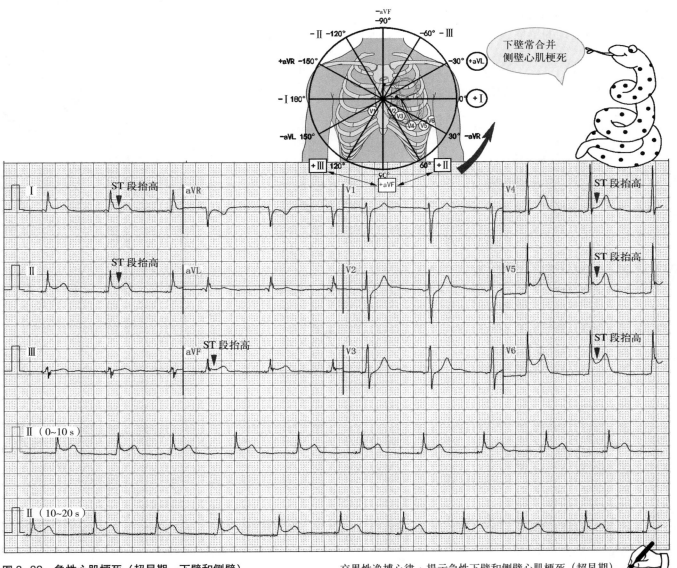

图 3-32　急性心肌梗死（超早期，下壁和侧壁）

交界性逸搏心律·提示急性下壁和侧壁心肌梗死（超早期）

2.1.2 急性心肌梗死（急性期）

随着心肌梗死的演变，出现 QRS 波的改变，包括：R 波振幅降低和异常 Q 波形成。这两种改变是心肌丧失活力的结果，是心肌梗死由超早期进入急性期的特征。

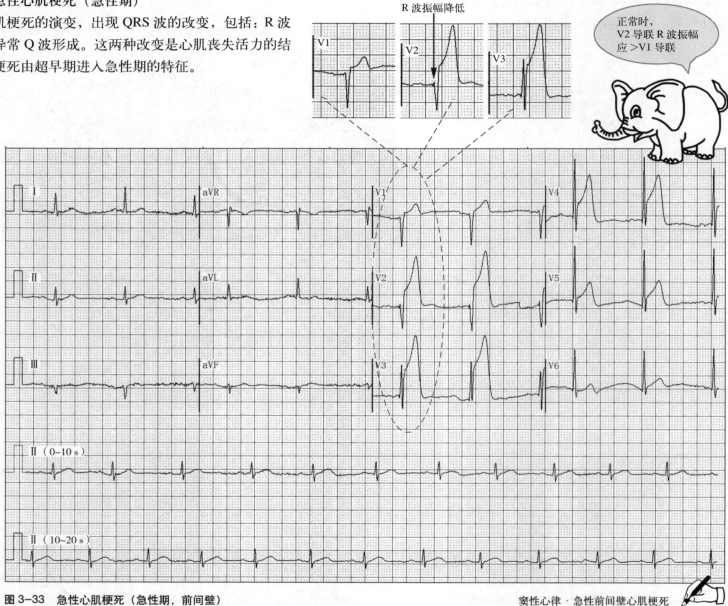

图 3-33 急性心肌梗死（急性期，前间壁）

窦性心律·急性前间壁心肌梗死

关于异常 Q 波，胸导联诊断标准是：

• V2 和 V3 导联 Q 波时间 >200 ms 或呈 QS 型。

• V4~V6 导联和 V7~V9 导联，任何两个相邻导联 Q 波时间 >300 ms，深度 >0.1 mV，或呈 QS 型。

注意：V1 导联呈 QS 型是正常的。

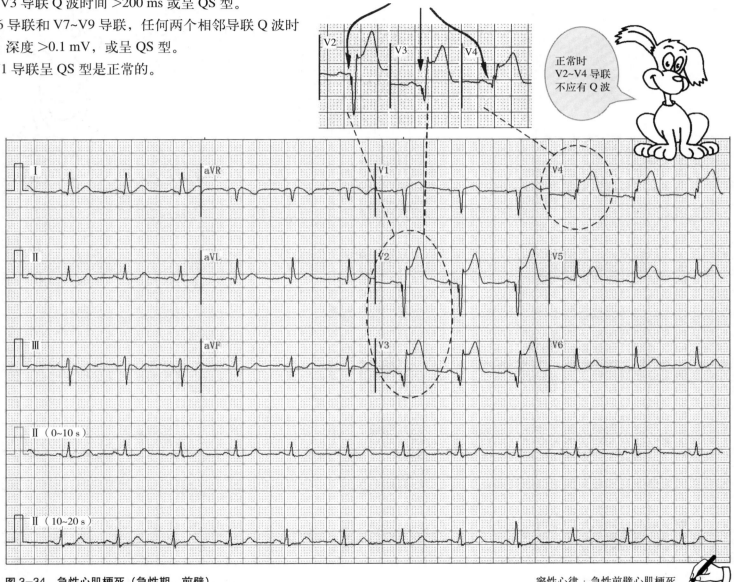

图 3-34　急性心肌梗死（急性期，前壁）

窦性心律·急性前壁心肌梗死

随着 Q 波的形成，抬高的 ST 段开始下降，但仍可显著抬高。

"墓碑石"样改变

有时 QRS 波、ST 段和 T 波融合成单向曲线，形成"巨大 R 波"或"墓碑石"样改变

开始形成异常 Q 波

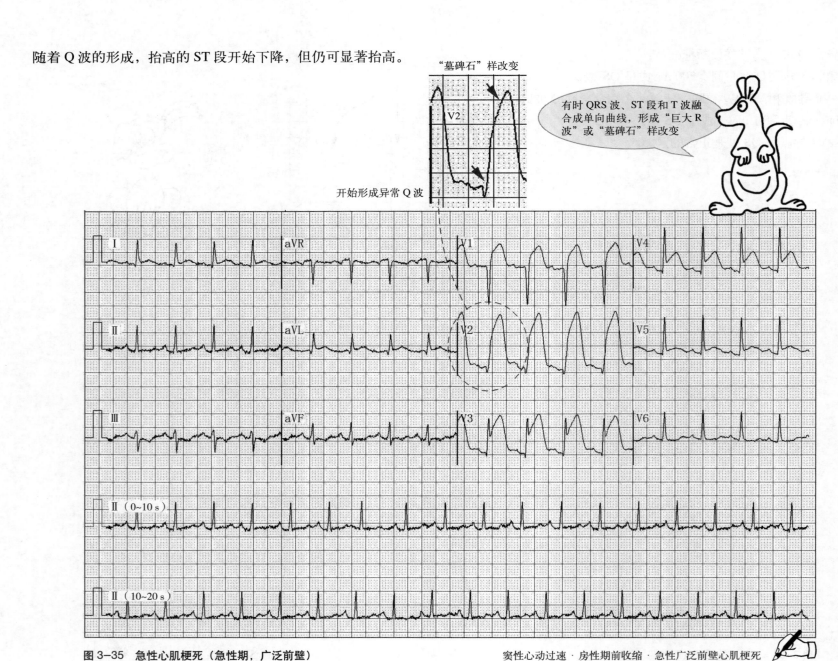

图 3-35　急性心肌梗死（急性期，广泛前壁）

窦性心动过速·房性期前收缩·急性广泛前壁心肌梗死

关于异常 Q 波，肢体导联诊断标准是：

• Ⅰ 和 aVL 导联，Ⅱ、Ⅲ 和 aVF 导联，任何两个相邻导联 Q 波时间 >300 ms，深度 >0.1 mV，或呈 QS 型。

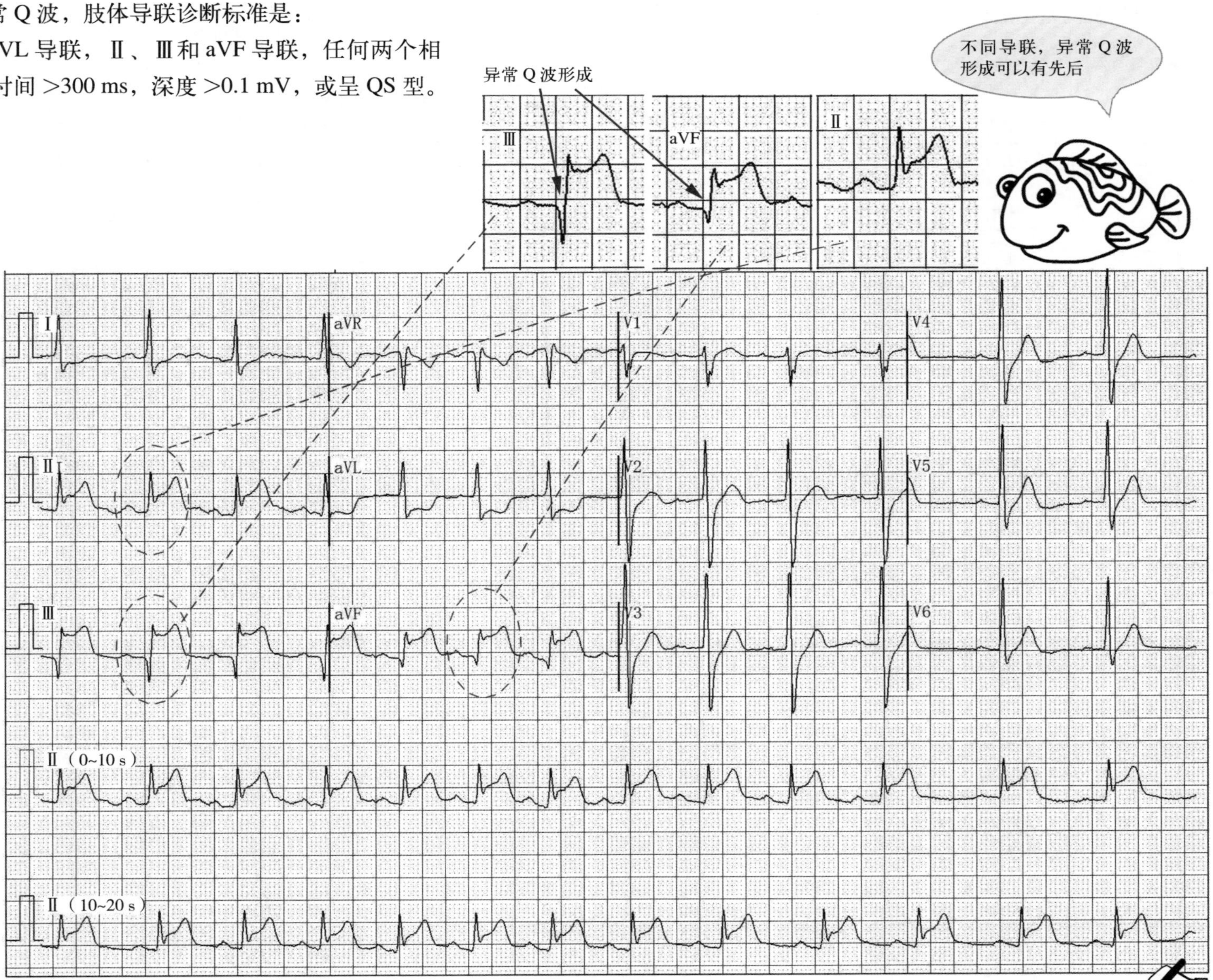

异常 Q 波形成

不同导联，异常 Q 波形成可以有先后

图 3-36　急性心肌梗死（急性期，下壁）

窦性心律不齐·Ⅰ度房室传导阻滞·急性下壁心肌梗死

第三章·心肌缺血与心肌梗死

下壁心肌梗死可累及侧壁、后壁和右心室，应记录附加导联心电图。

心肌梗死建议记录
18 导联心电图

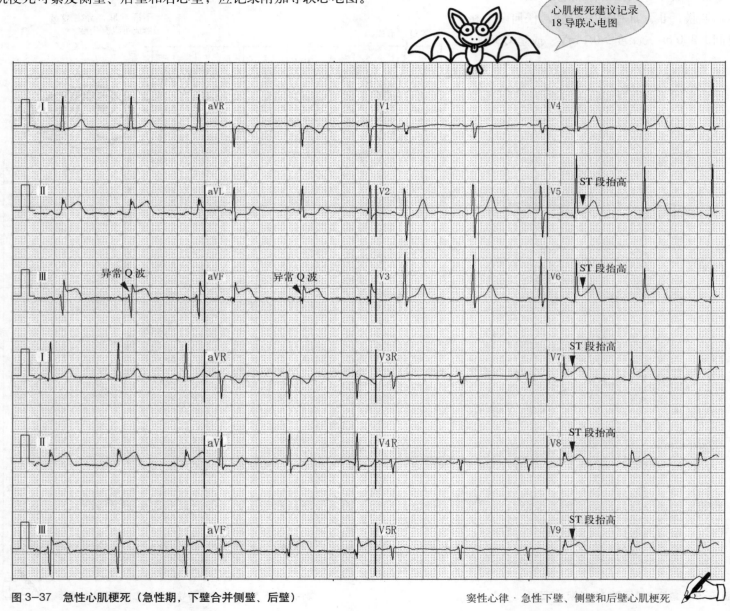

图 3-37　急性心肌梗死（急性期，下壁合并侧壁、后壁）

窦性心律·急性下壁、侧壁和后壁心肌梗死

有时广泛前壁心肌梗死也可能累及下壁和后壁。

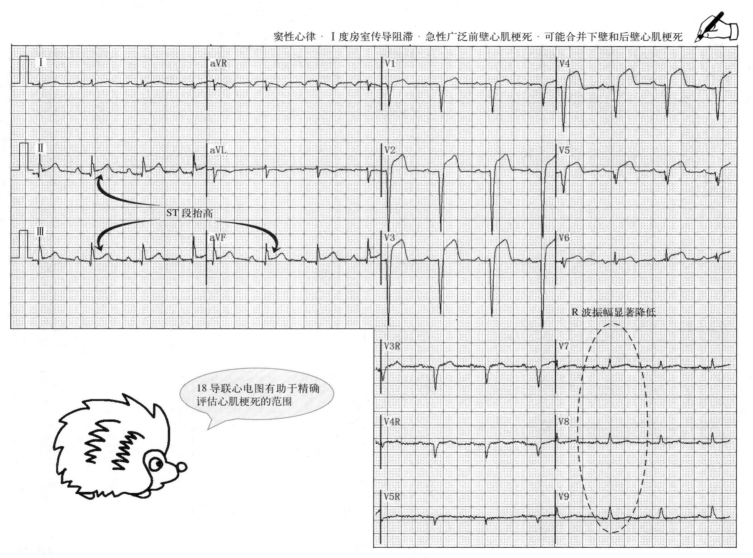

窦性心律 · I度房室传导阻滞 · 急性广泛前壁心肌梗死 · 可能合并下壁和后壁心肌梗死

ST段抬高

R波振幅显著降低

18导联心电图有助于精确评估心肌梗死的范围

图3-38　急性心肌梗死（急性期，广泛前壁合并下壁、后壁）

单纯的右心室心肌梗死极少见，常与下壁心肌梗死合并。诊断标准是：V3R和 V4R 导联 J 点抬高 >0.05 mV。

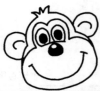

18 导联心电图有助于右心室心肌梗死的诊断

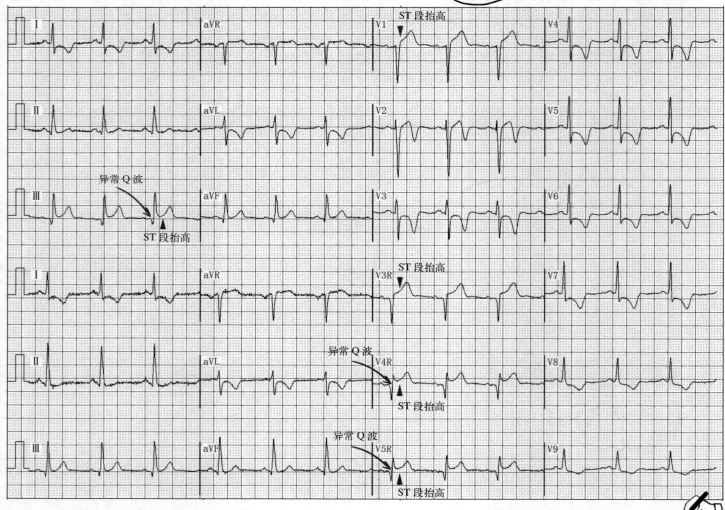

图 3-39　急性心肌梗死（急性期，右心室合并下壁）

窦性心律·急性右心室和下壁心肌梗死

偶尔前间壁心肌梗死也累及右心室。正常右胸导联的 QRS 波可呈 rS 型或 QS 型。呈 Qr 型或全部右胸导联呈 QS 型，应考虑右心室心肌梗死，若同时有 ST 段抬高，能明确诊断。

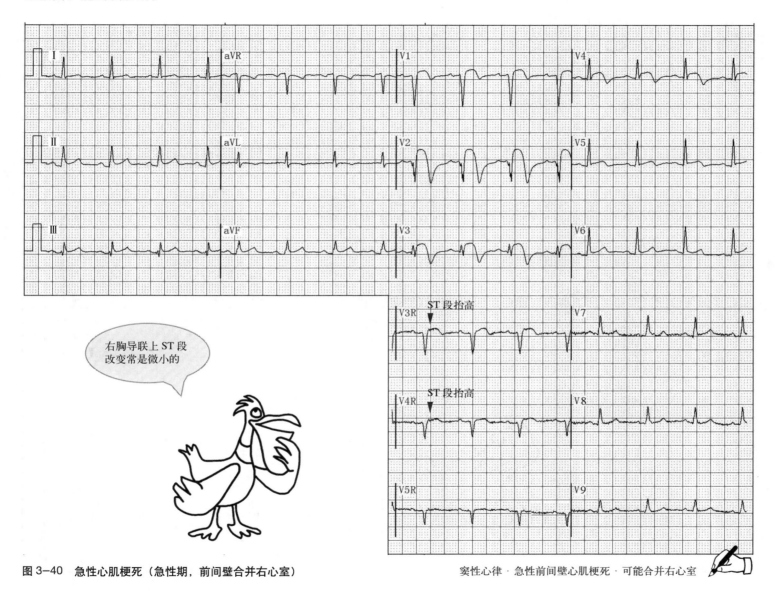

图 3-40　急性心肌梗死（急性期，前间壁合并右心室）

窦性心律·急性前间壁心肌梗死·可能合并右心室

第三章·心肌缺血与心肌梗死

在急性期中，随着异常 Q 波的形成，抬高的 ST 段逐渐下降近基线，直立增高的 T 波降低并演变成倒置。

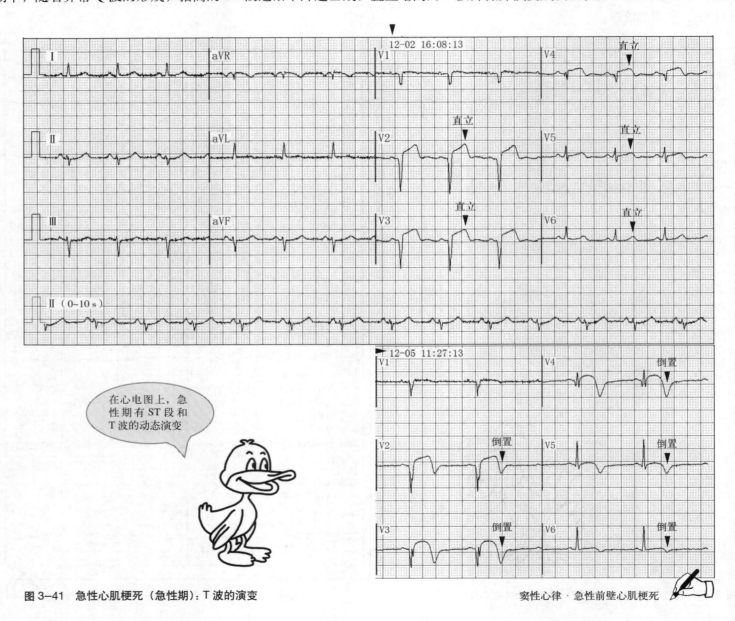

在心电图上，急性期有 ST 段和 T 波的动态演变

图 3-41　急性心肌梗死（急性期）：T 波的演变

窦性心律·急性前壁心肌梗死

有时 T 波演变成倒置时，ST 段仍然显著抬高。

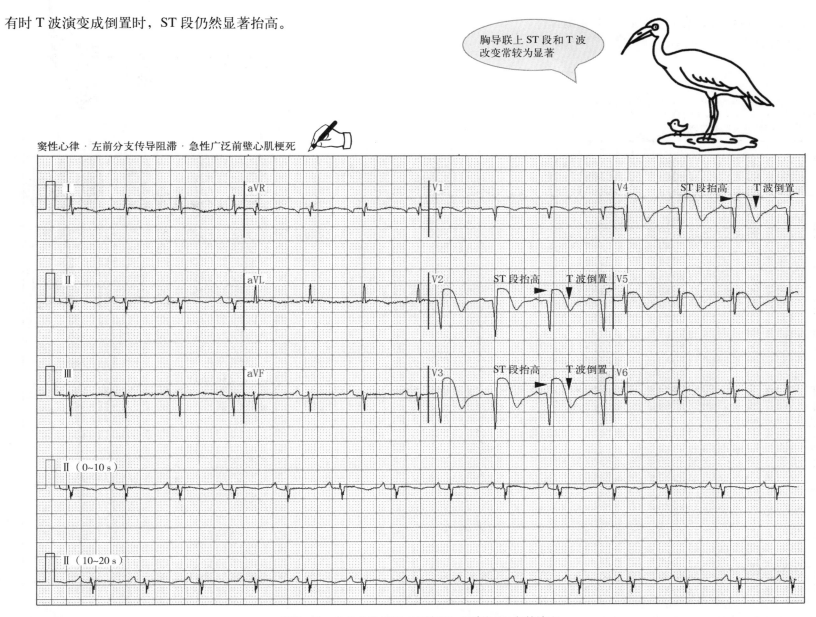

图 3-42　急性心肌梗死（急性期）：T 波和 ST 段的演变

在急性期较后的阶段，有时可见巨大 T 波倒置，
常出现在胸前导联 V2 ~ V6 导联。

注：肢体导联低电压是指六个肢体导联每个 QRS 波电
压（振幅）（R+S 或 Q+R 的算术和）均小于 0.5 mV。
关于 QT 间期延长见本书第 231 页。

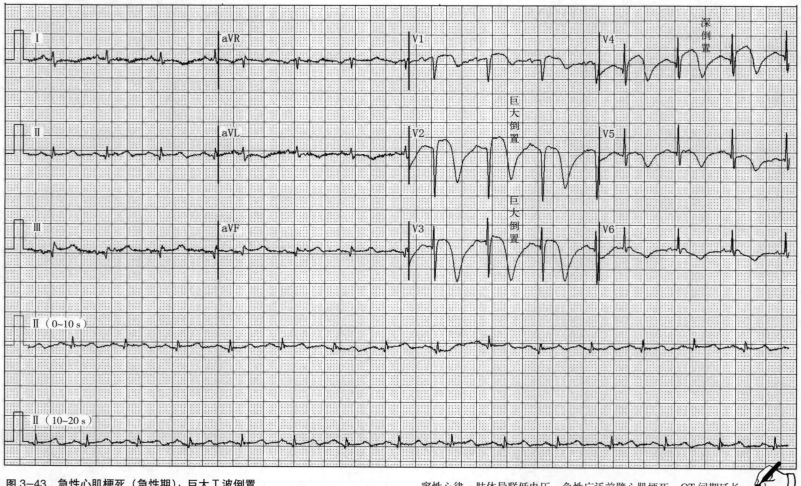

图 3-43　急性心肌梗死（急性期）：巨大 T 波倒置

窦性心律 · 肢体导联低电压 · 急性广泛前壁心肌梗死 · QT 间期延长

下壁导联上 ST 段和 T 波改变常不如胸导联显著。后胸导联上异常 Q 波、ST 段和 T 波改变常是微小的。

注：关于 QT 间期延长详见本书第 231 页。

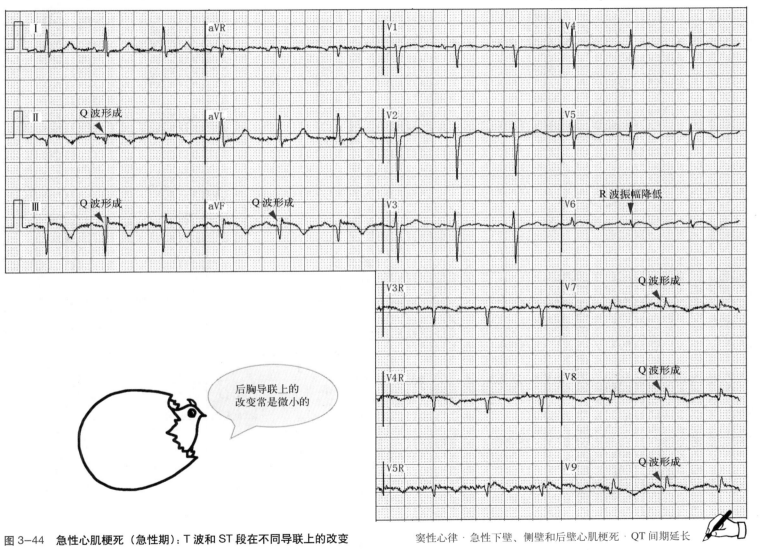

图 3-44　急性心肌梗死（急性期）：T 波和 ST 段在不同导联上的改变

窦性心律 · 急性下壁、侧壁和后壁心肌梗死 · QT 间期延长

第三章 · 心肌缺血与心肌梗死

2.1.3　急性心肌梗死（近期）

近期急性心肌梗死心电图特点是异常 Q 波持续存在，ST 段恢复至近基线，倒置的 T 波逐渐变浅。

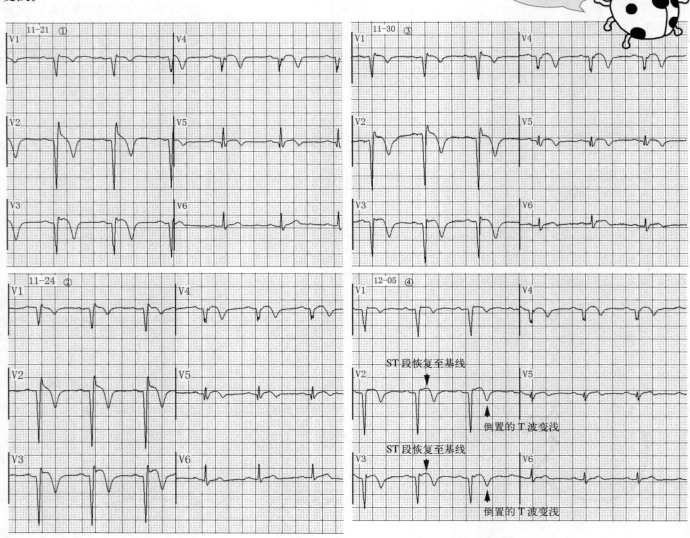

图 3-45　急性心肌梗死（近期）。① ~ ④：同一患者不同时间的心电图

有时尽管 ST 段已经恢复至近基线，但仍可见巨大倒置的 T 波。

称为"尼亚加拉瀑布样 T 波"

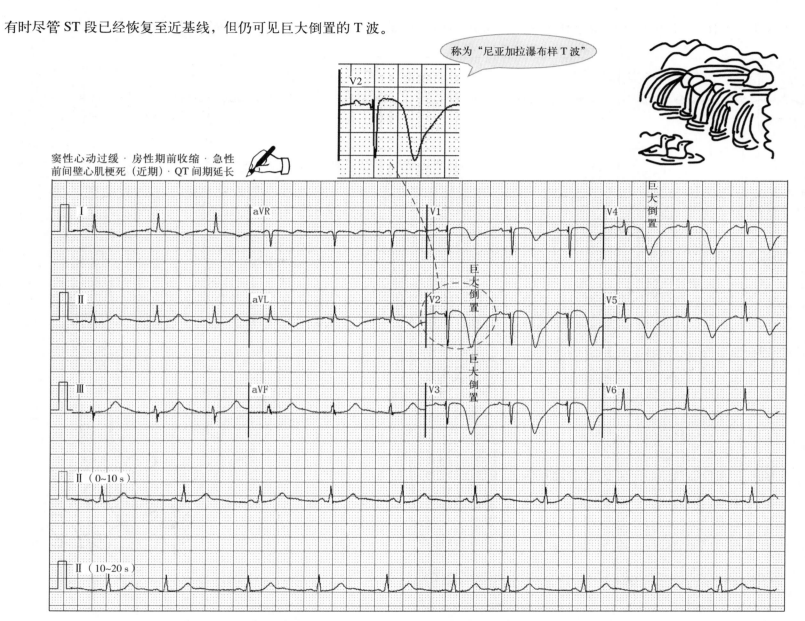

图 3-46　急性心肌梗死（近期）：巨大倒置 T 波。注：关于 QT 间期延长详见本书第 231 页

与 ST 段恢复时间相比，T 波由直立增高演变成倒置，再由倒置恢复直立的时间更长，部分心肌梗死后 T 波将持续倒置。

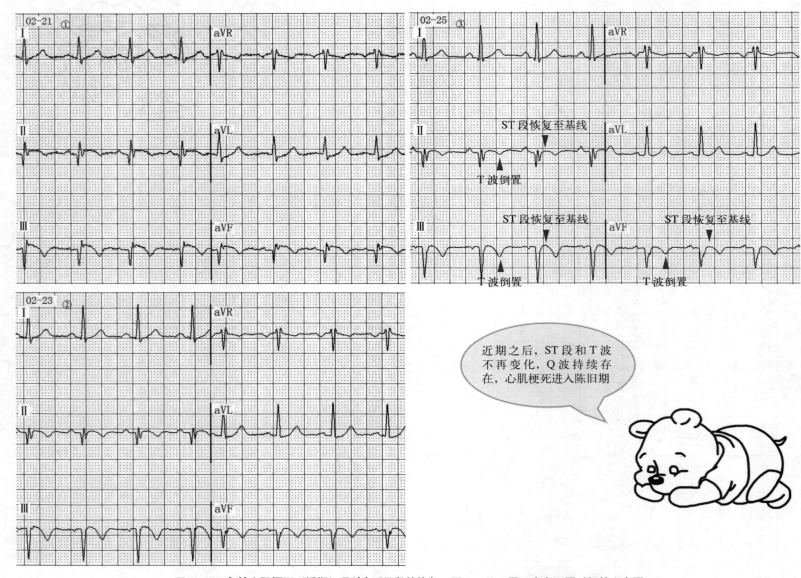

近期之后，ST 段和 T 波不再变化，Q 波持续存在，心肌梗死进入陈旧期

图 3-47　急性心肌梗死（近期）：T 波与 ST 段的恢复。图① ~ ③：同一患者不同时间的心电图

快速读懂心电图

188

2.2 陈旧性心肌梗死

陈旧性心肌梗死的心电图特点是：异常 Q 波持续存在，ST 段和 T 波不再变化。

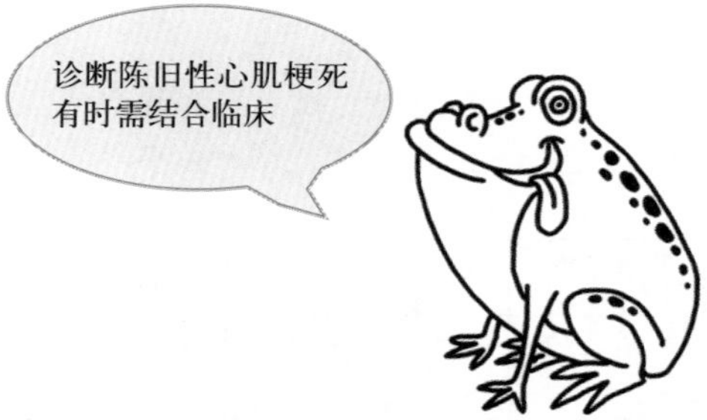

诊断陈旧性心肌梗死有时需结合临床

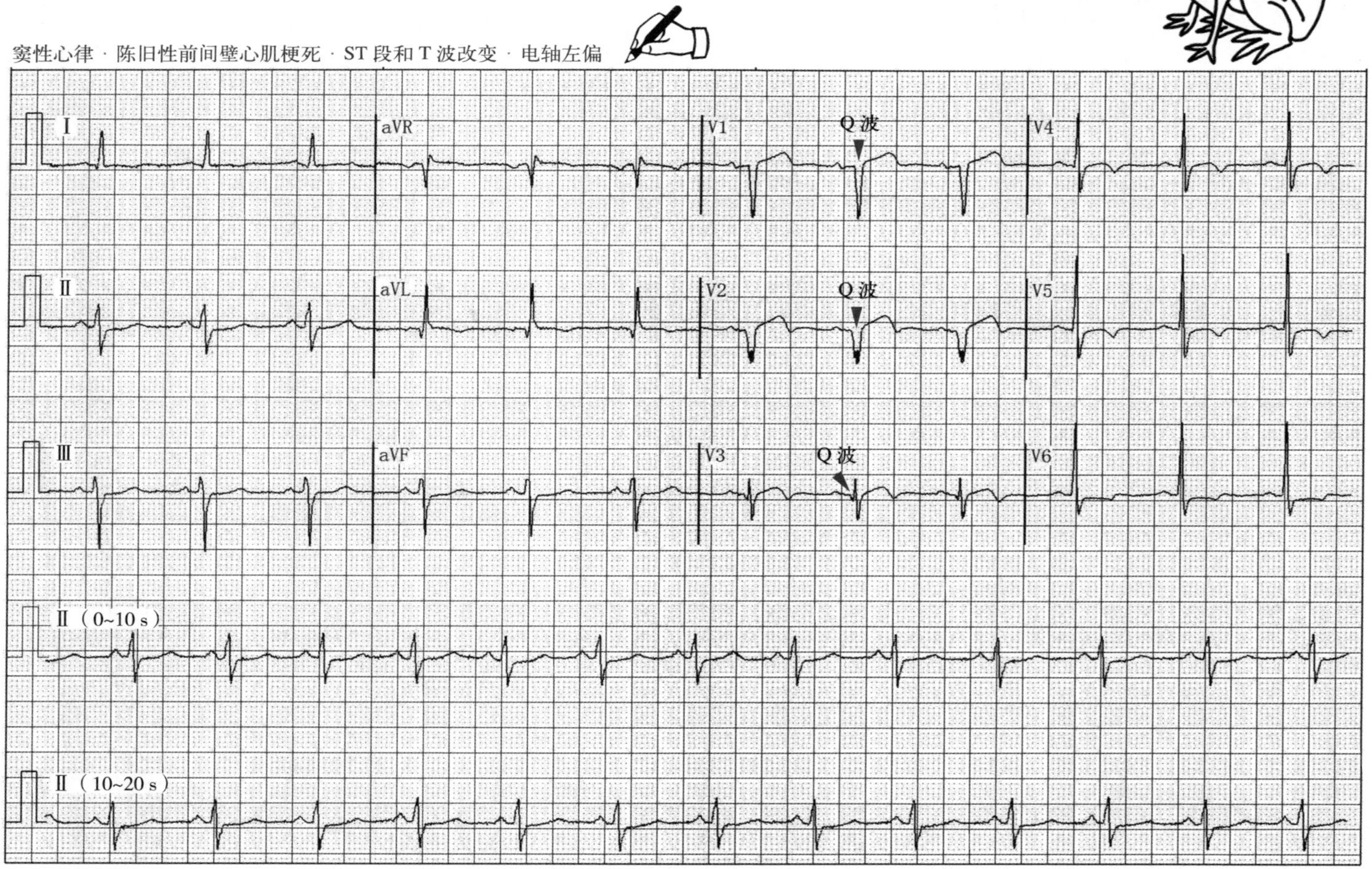

窦性心律 · 陈旧性前间壁心肌梗死 · ST 段和 T 波改变 · 电轴左偏

图 3-48　陈旧性心肌梗死（前间壁）

急性心肌梗死发生后，梗死部位不同，ST 段和 T 波演变的时间不同，通常在 4 周后可呈现陈旧性改变。

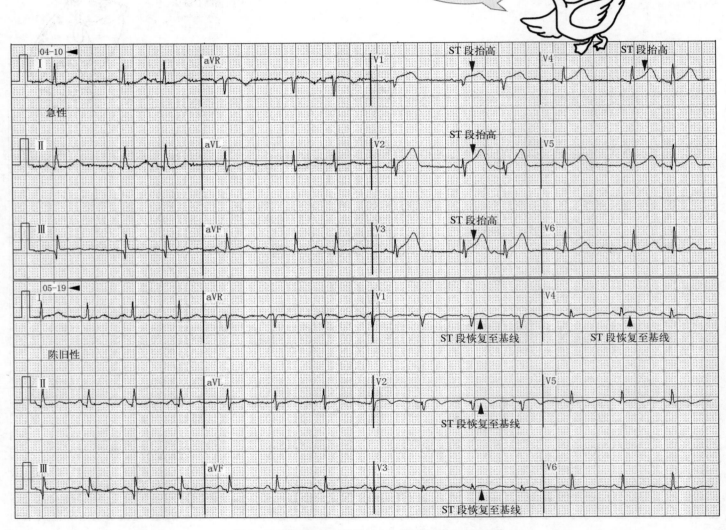

图 3-49　心肌梗死：急性（上）与陈旧性（下）对比

对于广泛的心肌梗死，异常 Q 波是心肌坏死持久的征象；对于较为局限的
心肌梗死，在恢复过程中，由于瘢痕组织的收缩，异常 Q 波有可能消失。关于
异常 Q 波的诊断标准，陈旧性和急性相同。

陈旧性心肌梗死，
依据异常 Q 波来
定位诊断

窦性心律 · 陈旧性前壁心肌梗死 · ST 段和 T 波改变

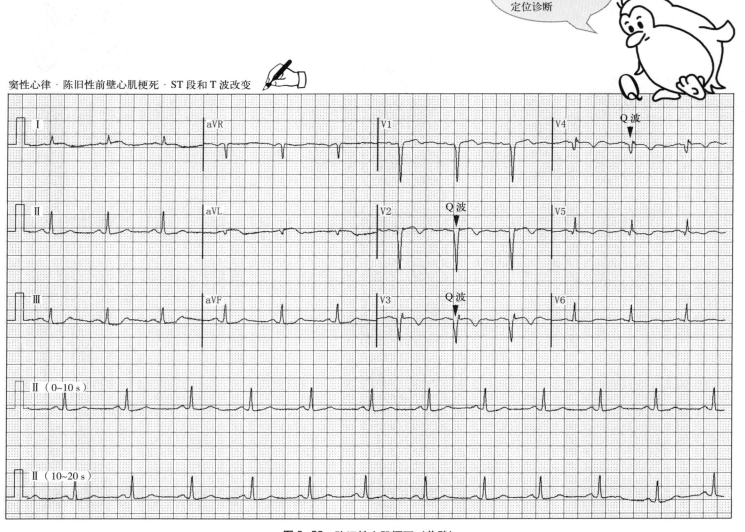

图 3–50　陈旧性心肌梗死（前壁）

有时异常 Q 波较微小，不易被发现。进入陈旧期，不同导联上 T 波可恢复直立，或持续倒置。

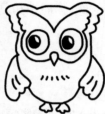

应仔细观察各个导联的 QRS 波形态

窦性心律·陈旧性广泛前壁心肌梗死·ST 段和 T 波改变·电轴左偏

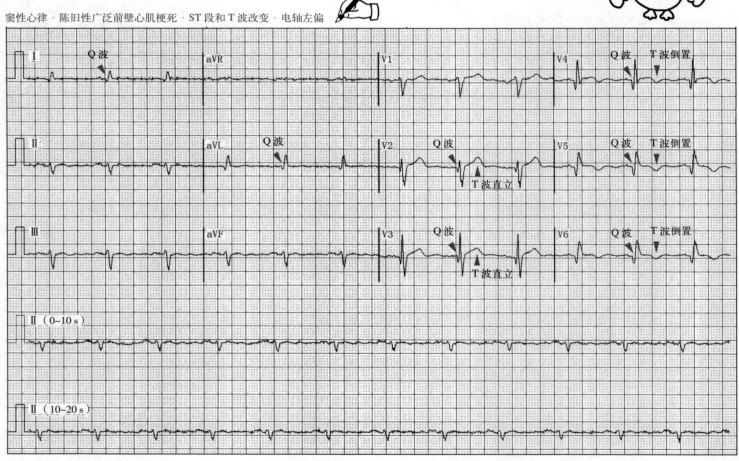

图 3-51　陈旧性心肌梗死（广泛前壁）

正常时，Ⅱ、Ⅲ和 aVF 导联可以存在 Q 波。只有 Q 波的时间和深度达到诊断标准，才能诊断异常 Q 波。陈旧性心肌梗死的诊断标准与急性相同。

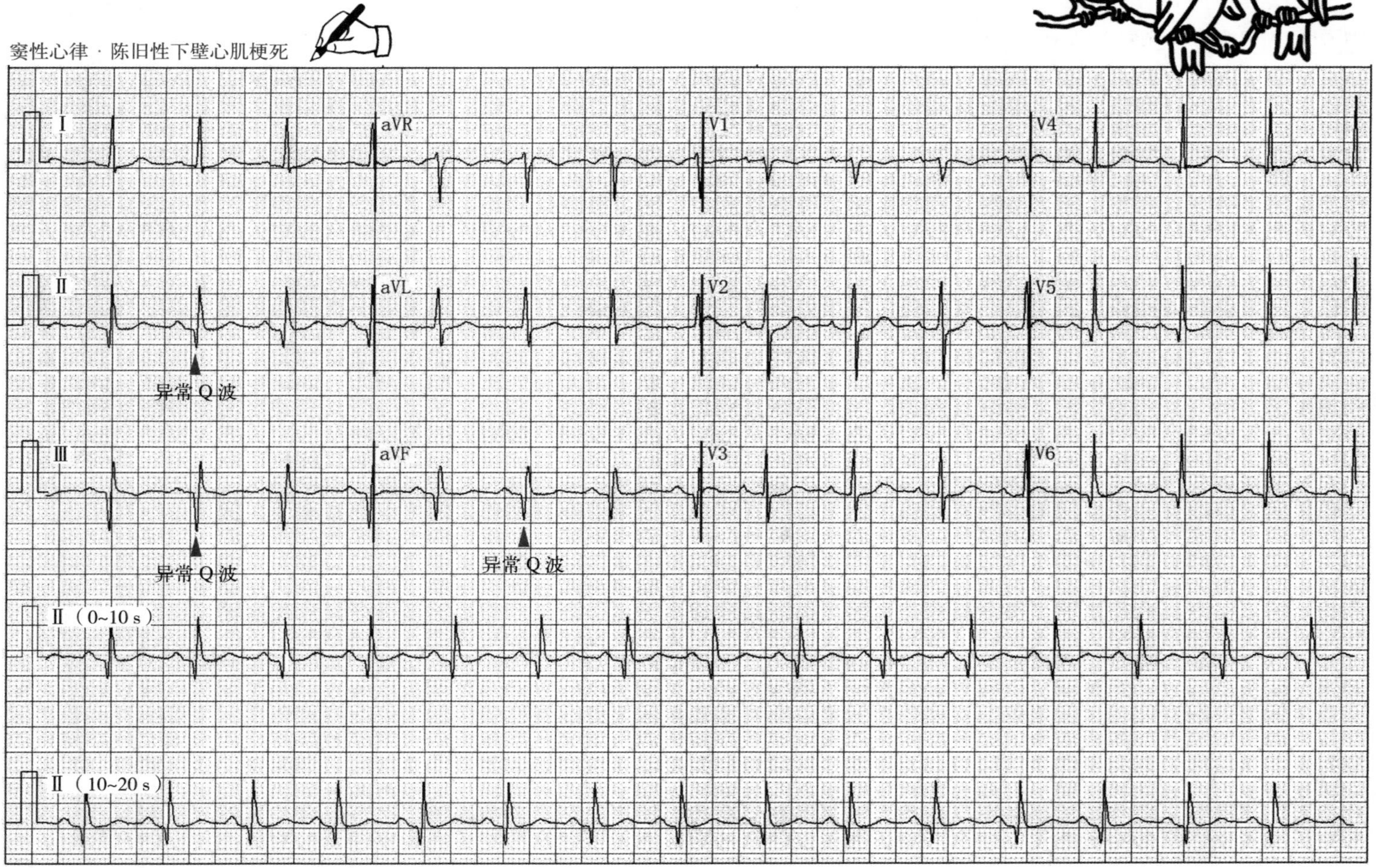

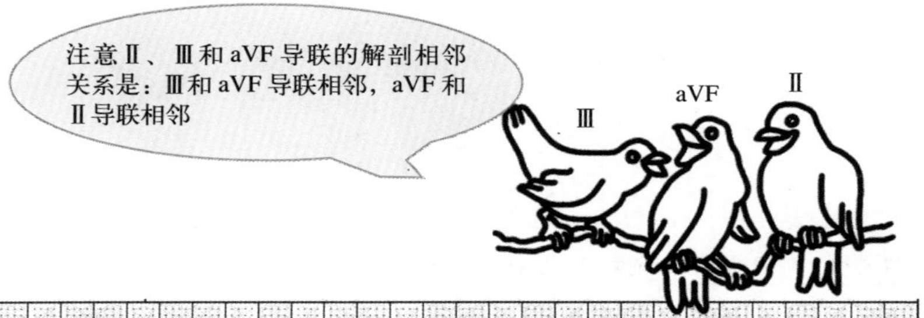

注意Ⅱ、Ⅲ和 aVF 导联的解剖相邻关系是：Ⅲ和 aVF 导联相邻，aVF 和Ⅱ导联相邻

窦性心律·陈旧性下壁心肌梗死

图 3-52　陈旧性心肌梗死（下壁）

下壁心肌梗死常合并侧壁、前侧壁和后壁心肌梗死。

窦性心律·陈旧性下壁和前侧壁心肌梗死

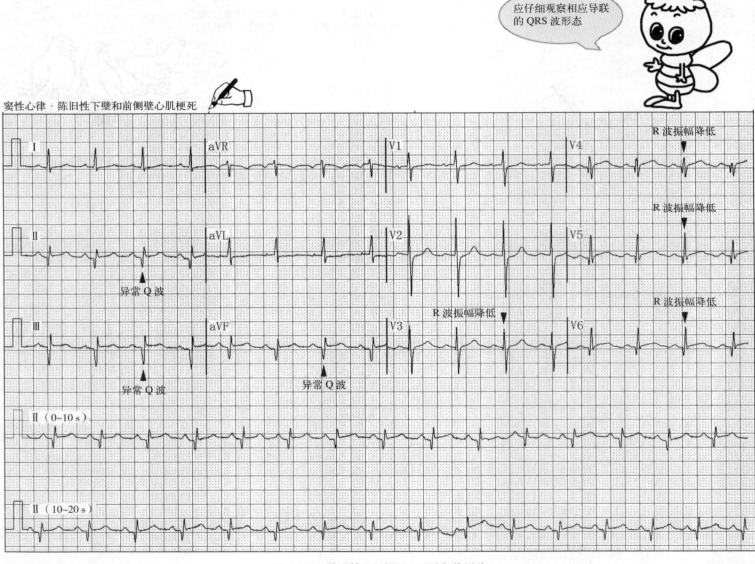

图 3-53　陈旧性心肌梗死，下壁和前侧壁

后壁导联的异常 Q 波常微小。应根据解剖相邻关系，逐一观
察各导联 QRS 波的形态。

18 导联心电图有助于
评估心肌梗死的范围

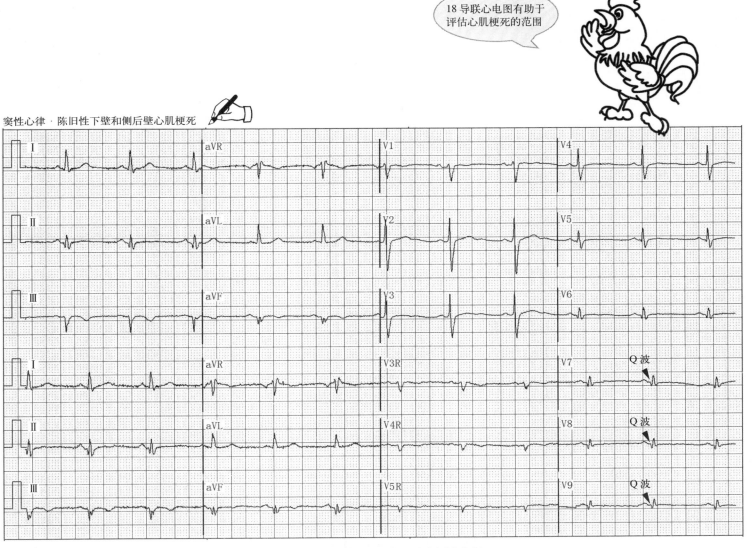

图 3-54　陈旧性心肌梗死（下壁和侧后壁）

第四章
心房和心室肥大

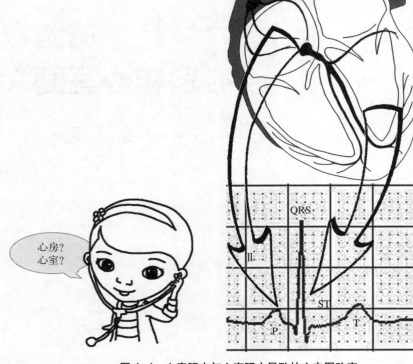

图 4-1　心房肥大与心室肥大导致的心电图改变

临床上很多疾病可导致心房和心室的肥厚和（或）扩大，一旦心房和心室发生肥厚和（或）增大，代表该心腔的心电图波形将发生改变，这些改变可以表现为除极改变和复极改变。

心房除极在心电图上形成 P 波；心房复极在时间上与心室除极重叠，在心电图上一般无心房复极波。因此，心房肥大在心电图上仅有 P 波改变。

心室除极在心电图上形成 QRS 波，心室复极在心电图上 ST 段和 T 波。因此，心室肥大在心电图上有 QRS 波、ST 段和 T 波改变。

心房和心室肥大引起心电改变的因素：

· 心肌纤维增粗，面积增大：心电图表现为电压（振幅）增高。

· 心腔壁增厚、心腔扩大和传导低下：心电图表现为时间延长。

· 心室肌复极顺序的改变。

1. 心房肥大

由窦房结发出的冲动，首先激动右心房，后激动左心房。在先激动的右心房形成 P 波的前支，激动方向向前向下；稍后激动的左心房形成 P 波的后支，激动方向向后向左。

右心房肥大：影响 P 波前支部分；左心房肥大：影响 P 波后支部分。

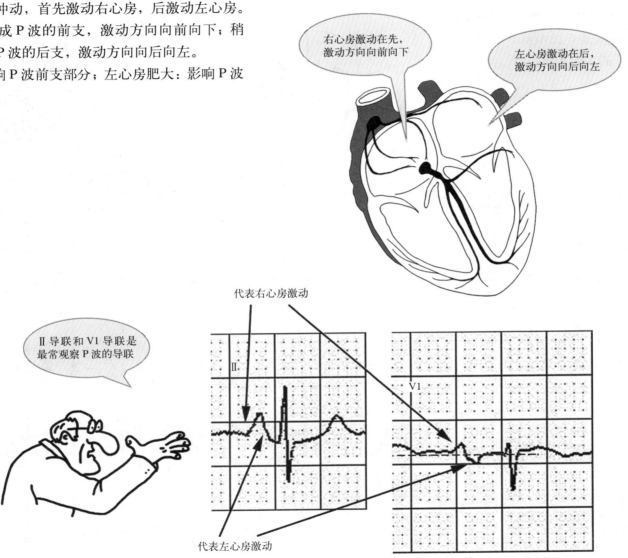

图 4-2　心房激动与心电图 P 波表现

1.1 右心房肥大

右心房肥大时，右心房向前向下的起始除极向量增大，引起 P 波起始部分的振幅增高，II 导联出现高尖的 P 波，诊断标准是 P 波振幅 ≥ 0.25 mV。III 和 aVF 导联也可出现高尖的 P 波。

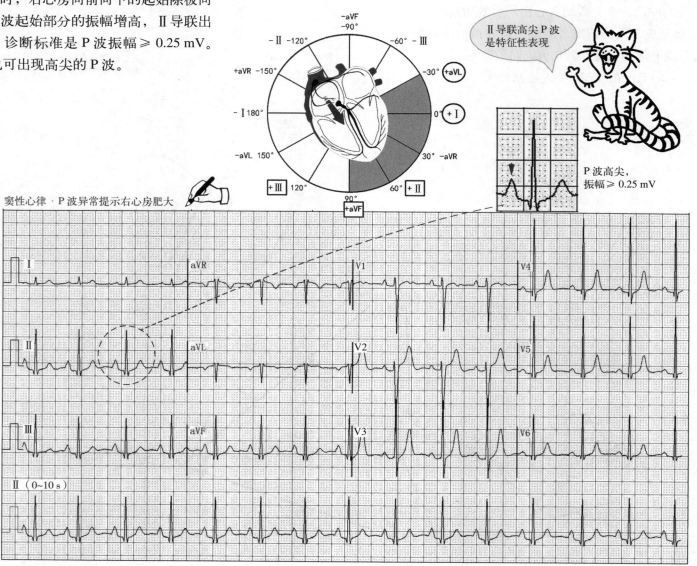

图 4-3　右心房肥大：P 波高尖

右心房肥大时，右心房除极时间延长，但重叠在左心房除极时间内，因此 P 波并不增宽（<110 ms）。向前的起始除极向量增大，V1 和 V2 导联的 P 波初始正向振幅增高，诊断标准是 P 波振幅 ≥ 0.15 mV。

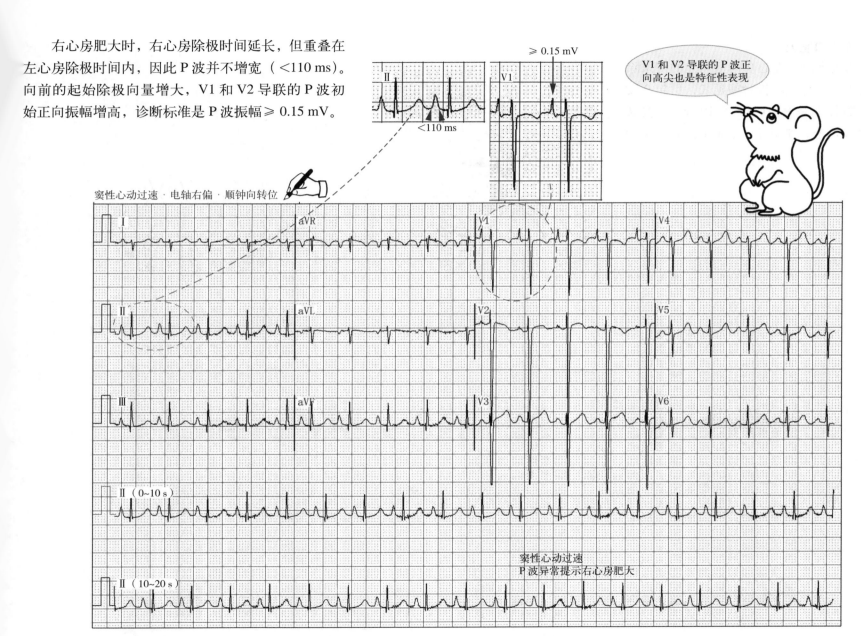

图 4-4　右心房肥大：P 波高，但不增宽。注：关于"顺钟向转位"见本书第 209 页

1.2 左心房肥大

左心房肥大时，左心房向后向左的终末除极向量增大，心房总除极时间延长，引起P波增宽，诊断标准是P波时间＞110 ms。P波易产生双峰或切迹，常见于Ⅰ、aVL、Ⅱ和左胸导联。

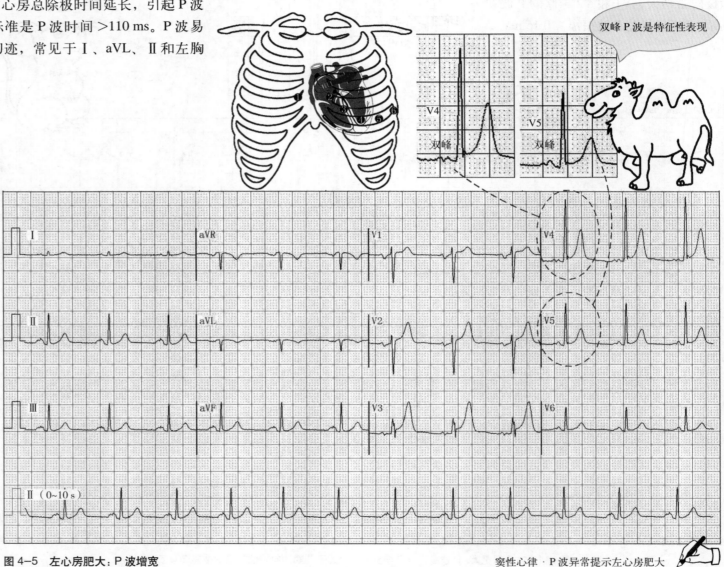

双峰P波是特征性表现

图 4-5　左心房肥大：P波增宽

窦性心律·P波异常提示左心房肥大

V1 导联 P 波终末电势（PtfV1）：V1 导联负向
P 波时间 × 负向 P 波振幅（mm）。PtfV1 绝对值 >
0.04 mm·s，提示左心房肥大。

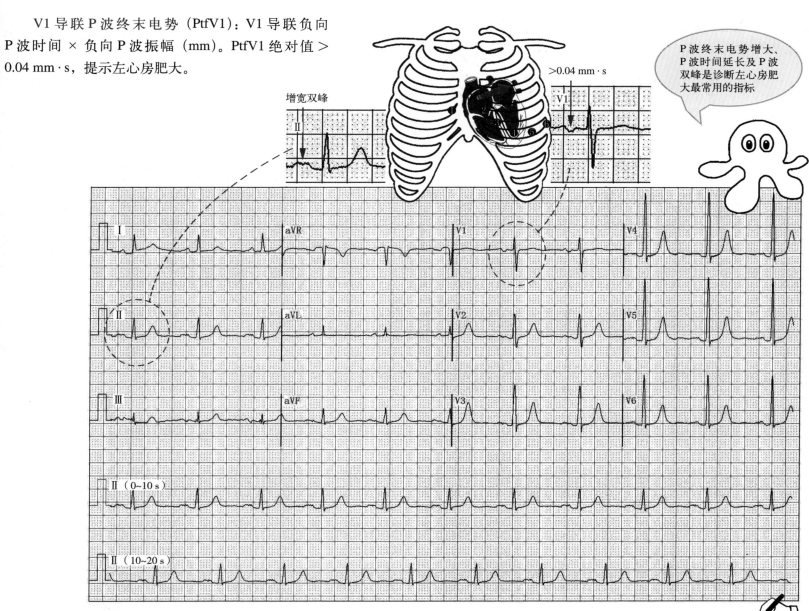

图 4-6　左心房肥大：PtfV1 增大

V1 导联完全负向 P 波也提示左心房肥大，
可不伴 P 波终末电势的增大。

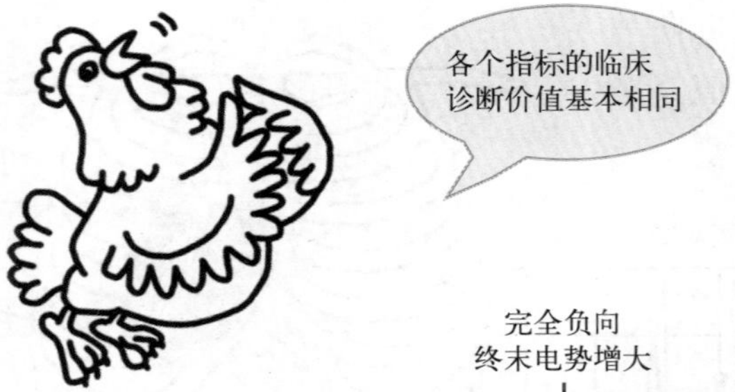

各个指标的临床
诊断价值基本相同

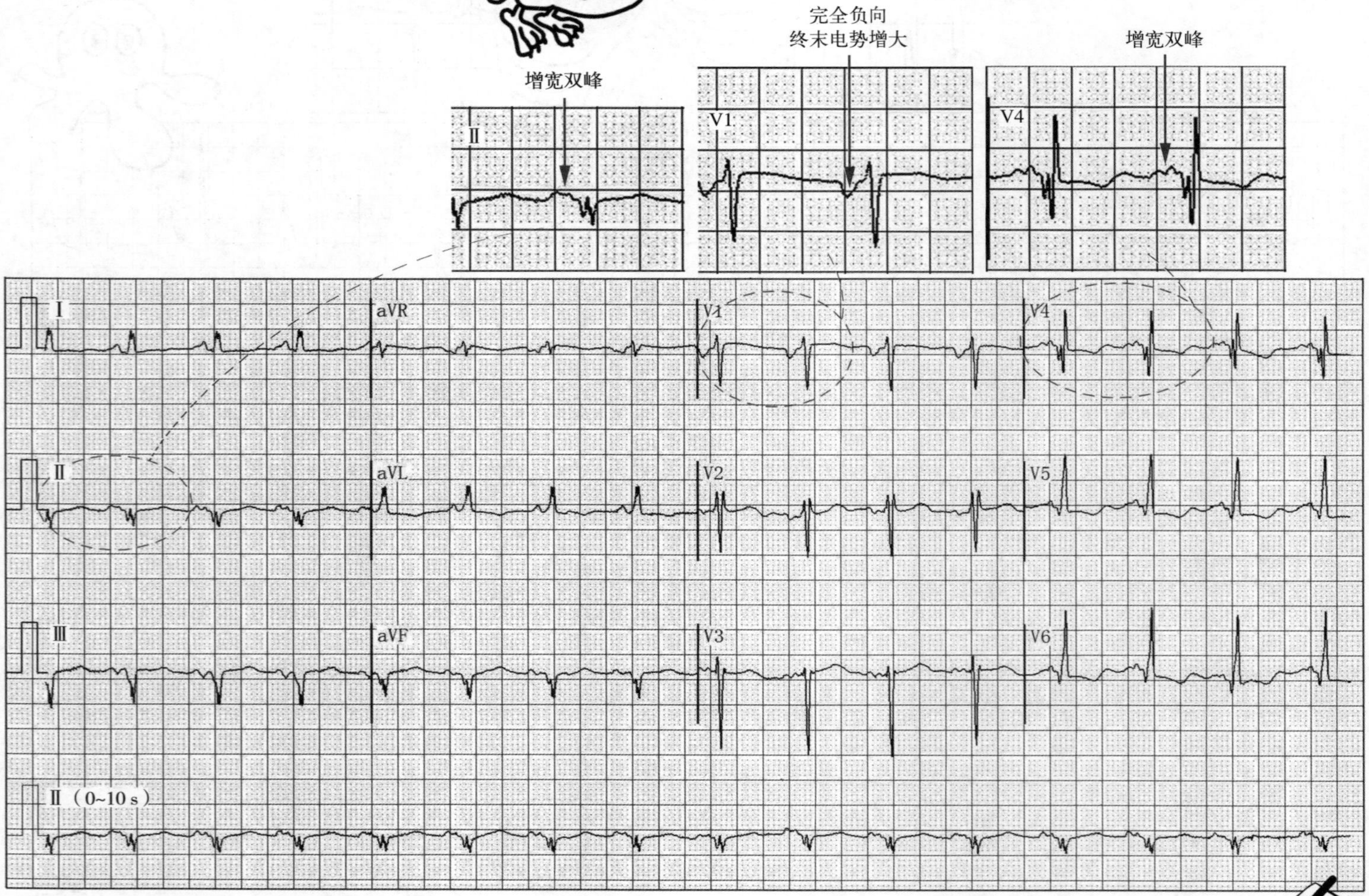

完全负向
终末电势增大

增宽双峰

增宽双峰

II

V1

V4

I

aVR

V1

V4

II

aVL

V2

V5

III

aVF

V3

V6

II（0~10 s）

图 4-7　左心房肥大：V1 导联负向 P 波

窦性心律·陈旧性前壁和下壁心肌梗死·P 波异常提示左心房肥大·电轴左偏

1.3 双心房肥大

双心房肥大的特点是同时具有左右心房肥大的改变，P 波振幅增加和时间延长。V1 导联高大双相，起始向量和终末向量均增加。

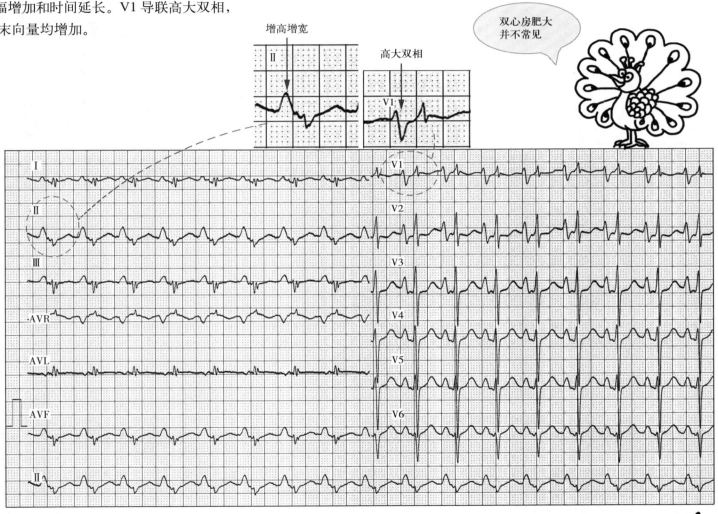

窦性心律 · 电轴左偏 · P 波异常提示双心房肥大 · 顺钟向转位

图 4-8　双心房肥大。关于"顺钟向转位"见本书第 209 页

在心电图上，典型的双心房肥大图形并不常见。

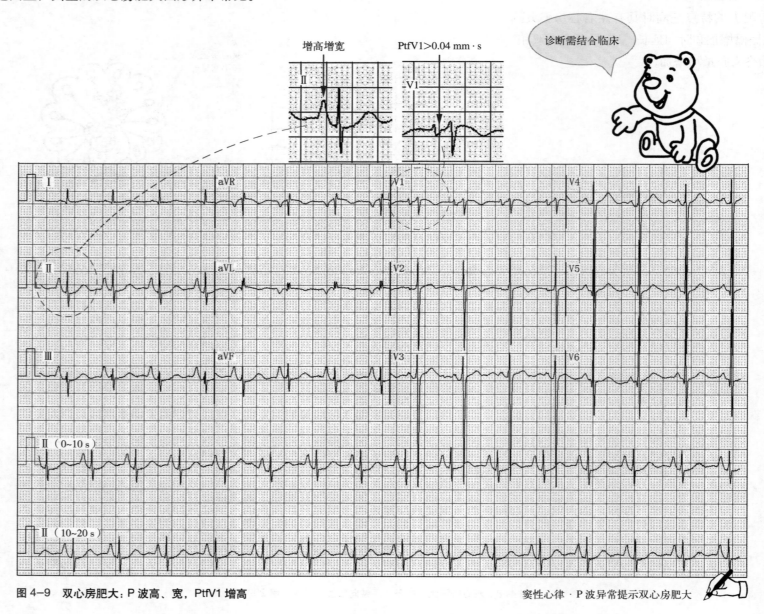

图 4-9　双心房肥大：P 波高、宽，PtfV1 增高

窦性心律·P 波异常提示双心房肥大

2. 心室肥大

左心室位于心脏的左后方，除极方向向左向后。由于左心室壁明显厚于右心室，正常时左心室占优势。左心室肥大后，可使左心室优势更为突出，引起面向左心室的导联（Ⅰ、aVL、V5 和 V6 导联）中 R 波振幅增加，而面向右心室的导联（V1 和 V2 导联）出现 S 波振幅加深。

右心室位于心脏的右前方，除极方向向右向前。由于左心室占优势，右心室肥大需要达到一定程度才能逆转优势，引起面向右心室的 V1 导联出现高大 R 波。

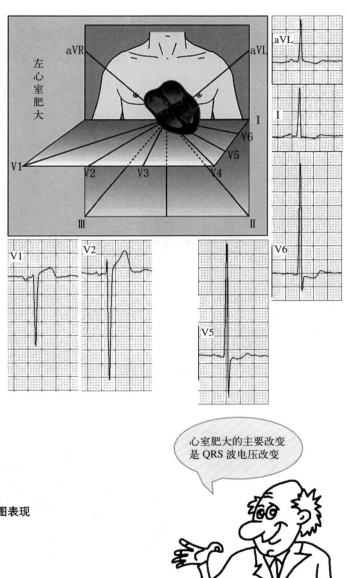

图 4-10
左心室肥大心电图表现

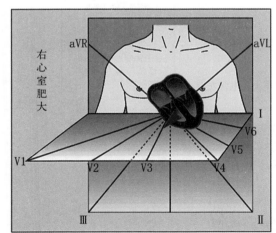

图 4-11
右心室肥大心电图表现

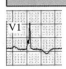

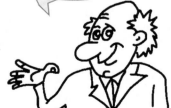

心室肥大的主要改变是 QRS 波电压改变

右心室肥大时，向右向前的除极向量增加，引起电轴右偏。

左心室肥大时，向左向后的除极向量增加，引起电轴左偏。

正常时，心室肌除极方向是由心内膜下向心外膜下，除极完成后，从心外膜下开始复极，然后逐渐向心内膜下复极。当心室肥大时，除极时间延长，在心外膜下尚未除极时，心内膜下已经开始复极，心室的复极顺序发生改变，表现为 ST 段和 T 波异常改变。

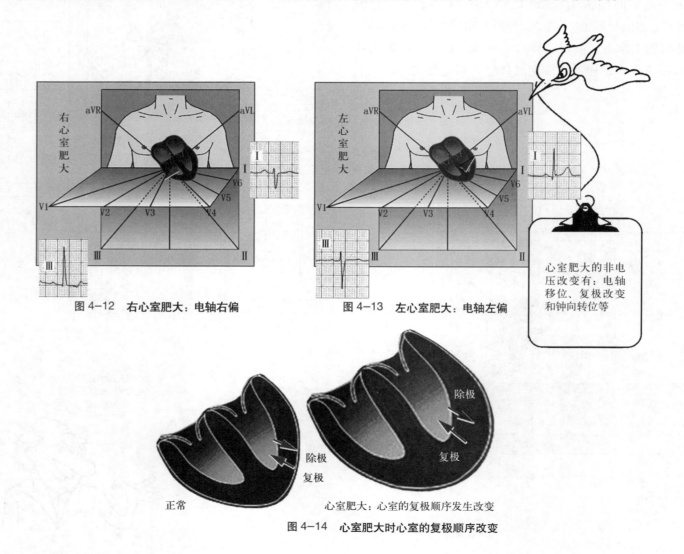

图 4-12　**右心室肥大：电轴右偏**　　　图 4-13　**左心室肥大：电轴左偏**

心室肥大的非电压改变有：电轴移位、复极改变和钟向转位等

正常　　　　　心室肥大：心室的复极顺序发生改变

图 4-14　**心室肥大时心室的复极顺序改变**

正常心电位移行区位于 V3 和 V4 导联（R 波和 S 波振幅接近相等）。右心室肥大时发生顺钟向转位，左心室肥大时发生逆钟向转位。

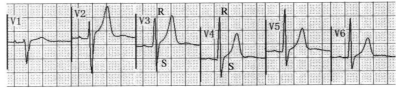

图 4-15　正常心电移行区

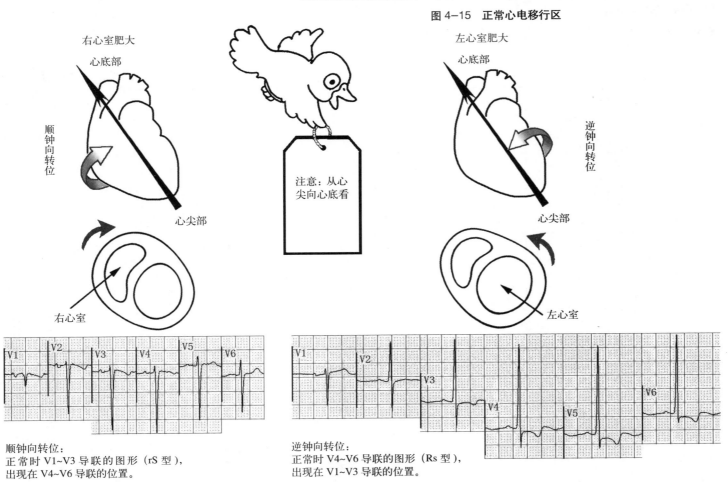

顺钟向转位：
正常时 V1~V3 导联的图形（rS 型），出现在 V4~V6 导联的位置。

逆钟向转位：
正常时 V4~V6 导联的图形（Rs 型），出现在 V1~V3 导联的位置。

图 4-16　右心室肥大时的顺钟向转位与左心室肥大时的逆钟向转位

2.1 左心室肥大

左心室肥大诊断标准包括电压（振幅）标准和非电压标准。

2.1.1 电压标准

QRS 波电压值是诊断左心室肥大最常用的指标。

最常用的是胸导联诊断标准：

• V1 导联 S 波和 V5 或 V6 导联 R 波振幅之和（SV1+RV5）>0.35 mV。

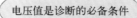
电压值是诊断的必备条件

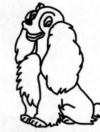

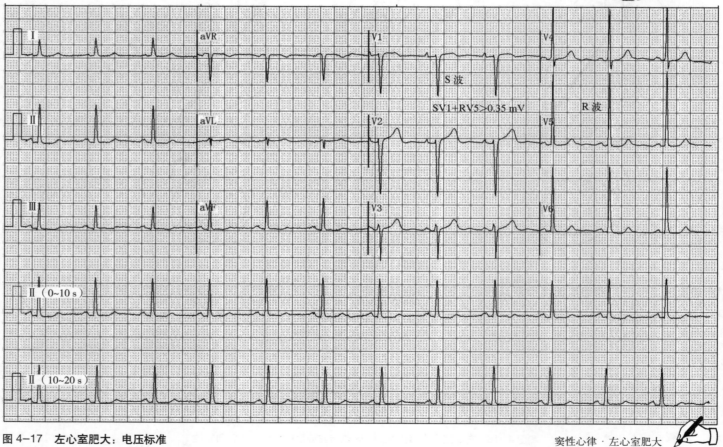

图 4-17　左心室肥大：电压标准

窦性心律·左心室肥大

其次是肢体导联诊断标准：

- Ⅰ导联 R 波和Ⅲ导联 S 波振幅之和（R Ⅰ +S Ⅲ）>2.5 mV。
- Ⅰ导联 R 波振幅 >1.5 mV，aVL 导联 R 波振幅 >1.1 mV，aVF 导联 R 波振幅 >2.0 mV。

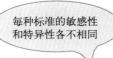

每种标准的敏感性和特异性各不相同

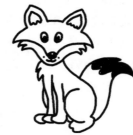

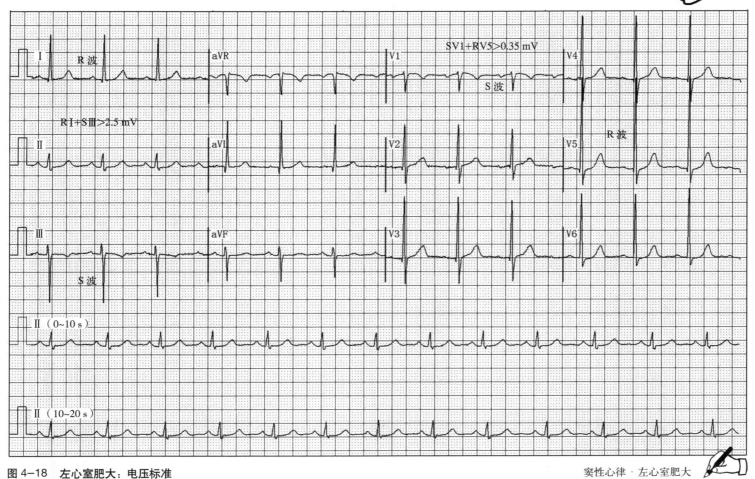

图 4-18　**左心室肥大：电压标准**

第四章·心房和心室肥大

窦性心律·左心室肥大

胸导联和肢体导联结合，称为 Cornell 电压诊断标准，是较新的诊断标准，即 V3 导联 S 波及 aVL 导联 R 波振幅之和（SV3+RaVL）：

- 男性：SV3+RaVL>2.8 mV。
- 女性：SV3+RaVL>2.0 mV。

可诊断左心室肥大。

常用的 QRS 波电压诊断标准适用于 35 岁以上的人群

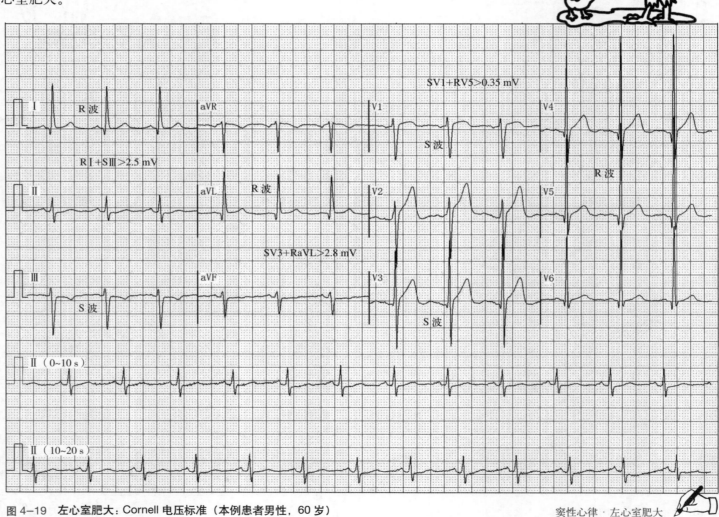

图 4-19　左心室肥大：Cornell 电压标准（本例患者男性，60 岁）

窦性心律·左心室肥大

2.1.2　QRS 波时间标准

左心室肥大通常伴 QRS 波时间延长，延长至 100~110 ms，但一般 <120 ms；表现为多导联 QRS 波增宽，或 V5 和 V6 导联 QRS 波起点至 R 峰时限延长。

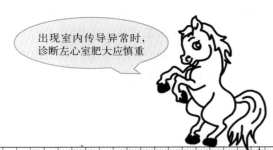

出现室内传导异常时，诊断左心室肥大应慎重

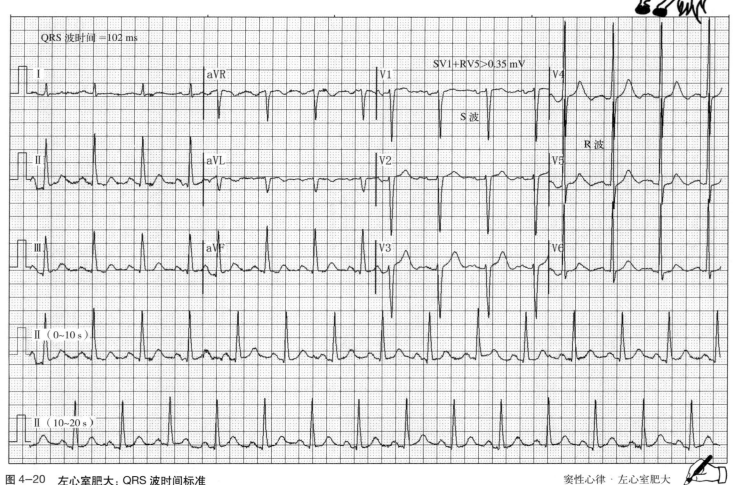

图 4-20　左心室肥大：QRS 波时间标准

窦性心律·左心室肥大

2.1.3 左心室肥大相关的异常 ST 段和 T 波改变

关于 ST 段和 T 波改变，目前推荐使用的诊断术语为"继发性 ST 段和 T 波改变"。左心室肥大主要的相关改变是 R 波为主的导联上出现 J 点和 ST 段压低，并伴有 T 波倒置。

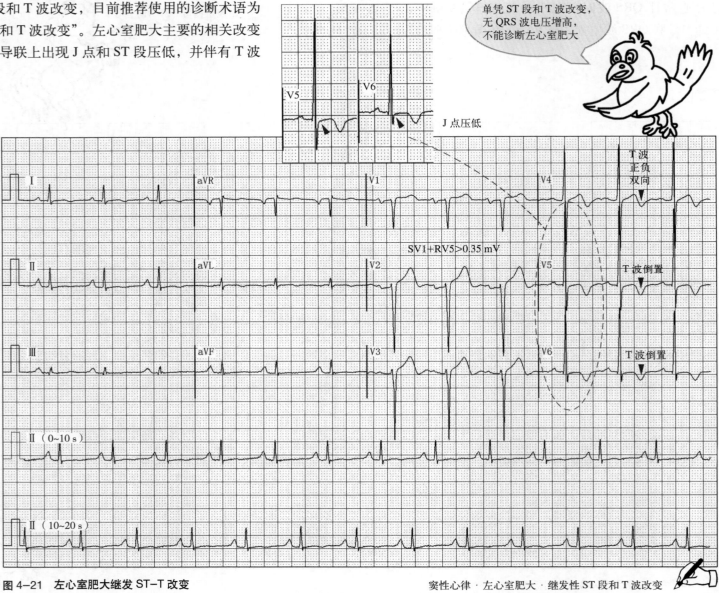

图 4-21　左心室肥大继发 ST-T 改变

窦性心律·左心室肥大·继发性 ST 段和 T 波改变

左心室肥大有时可出现显著的 ST 段压低和 T 波深倒置或巨大倒置。T 波倒置为非对称性倒置。

非对称性 T 波倒置：降支和升支不相同

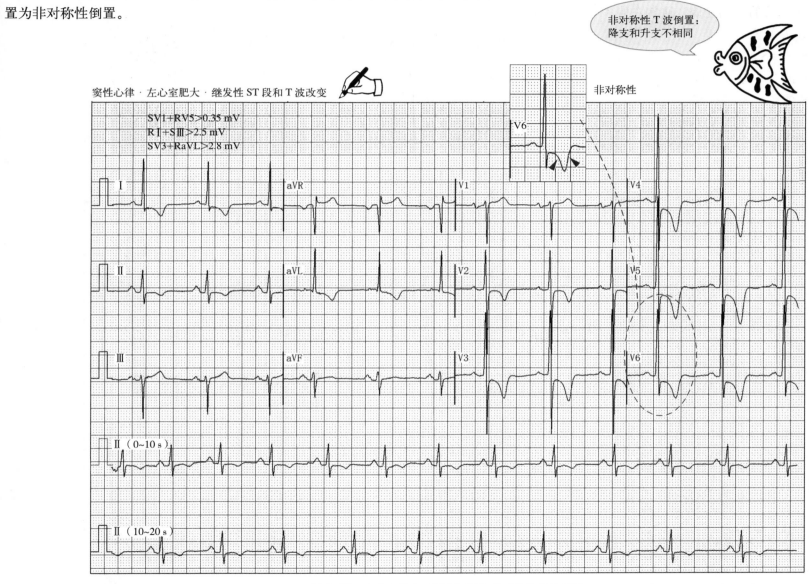

窦性心律 · 左心室肥大 · 继发性 ST 段和 T 波改变

SV1+RV5>0.35 mV
RⅠ+SⅢ>2.5 mV
SV3+RaVL>2.8 mV

非对称性

图 4-22　左心室肥大：ST 段压低和非对称性 T 波倒置

2.1.4 左心室肥大相关的电轴左偏

左心室肥大相关的电轴左偏，通常左偏＜−30°。电轴左偏简易判断方法如下：

- Ⅱ导联R波＝S波：−30°；
- Ⅱ导联R波＞S波：＜−30°；
- Ⅱ导联R波＜S波：＞−30°。

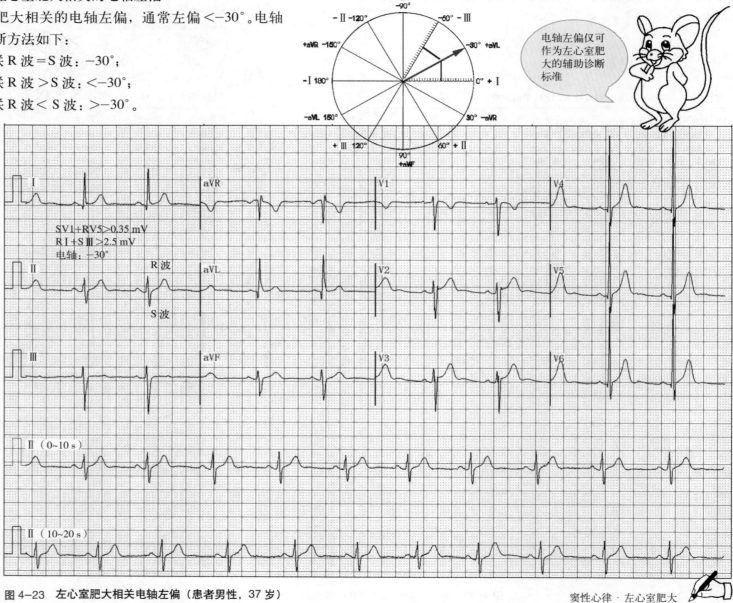

SV1+RV5＞0.35 mV
R Ⅰ+S Ⅲ＞2.5 mV
电轴：−30°

电轴左偏仅可作为左心室肥大的辅助诊断标准

图 4-23 左心室肥大相关电轴左偏（患者男性，37 岁）

窦性心律·左心室肥大

2.1.5　左心室肥大与左心房肥大

左心室肥大常伴有左心房肥大。

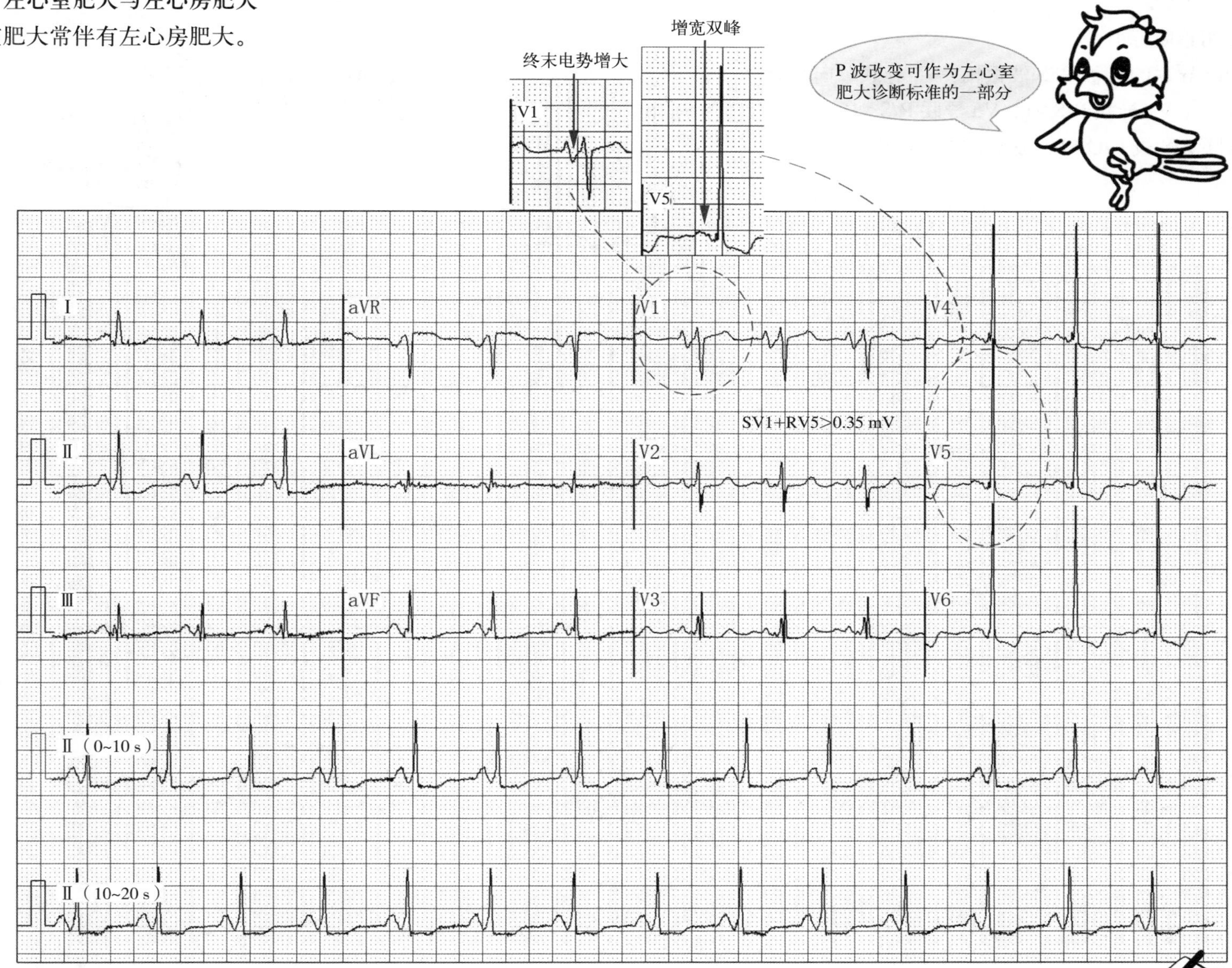

增宽双峰

终末电势增大

V1

V5

P波改变可作为左心室
肥大诊断标准的一部分

I　aVR　V1　V4

SV1+RV5>0.35 mV

II　aVL　V2　V5

III　aVF　V3　V6

II（0~10 s）

II（10~20 s）

图 4-24　左心室肥大伴左心房肥大　　　　　　窦性心律·左心房肥大·左心室肥大·继发性 ST 段和 T 波改变

2.2　右心室肥大

2.2.1　常用诊断标准

• V1 和 V5 导联的 R 波和 S 波振幅：V1 导联单向高大 R 波（>0.6 mV）；V1 导联 R/S>1，V5 导联 R/S<1。

• aVR 导联 R/S 或 R/Q>1，或 R 波 >0.4 mV。

• 电轴右偏。

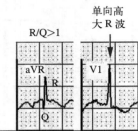

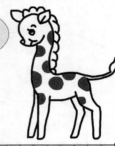

右胸导联明显的正向波和电轴右偏是诊断右心室肥大必备的条件

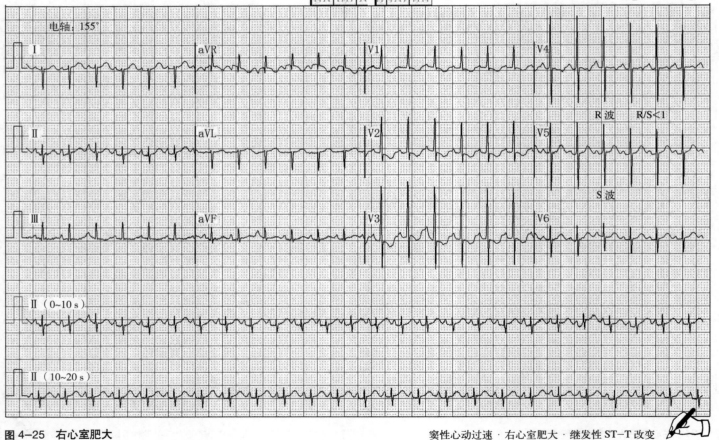

图 4-25　右心室肥大

窦性心动过速·右心室肥大·继发性 ST-T 改变

2.2.2 其他常用诊断标准

• V1 导联 R 波与 V5 或 V6 导联 S 波振幅之和（RV1+SV5，或 RV1+SV6）>1.05 mV。

• V1 导联 R 波峰值时间 >35 ms（QRS 时限 <120 s）。

• V1 导联呈 QR 形（尚在讨论中）。

在右胸导联可出现继发性 ST 段压低和 T 波倒置。

这些标准诊断右心室肥大的敏感性低，对不同疾病的诊断准确性不同，不推荐应用单一的诊断标准

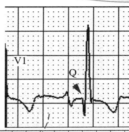
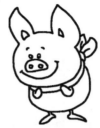

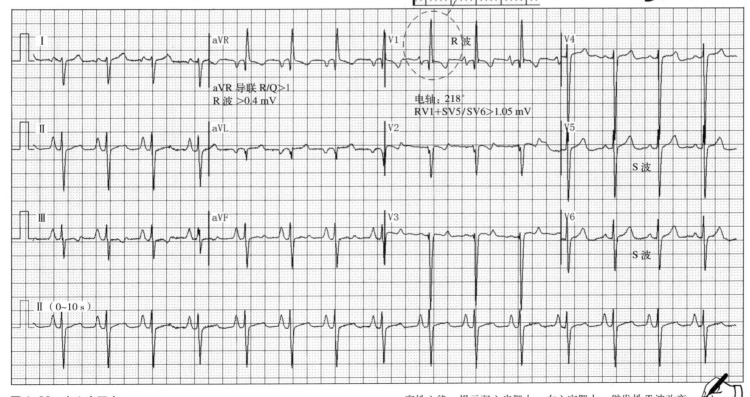

图 4-26 右心室肥大

窦性心律 · 提示双心房肥大 · 右心室肥大 · 继发性 T 波改变

2.2.3 右心室肥大不同的表现类型

心电图诊断右心室肥大的准确性在先天性心脏病中最高。有一种表现与不完全右束支传导阻滞类似，若 R′ 波振幅 >1.5 mV 可能合并右心室肥大。

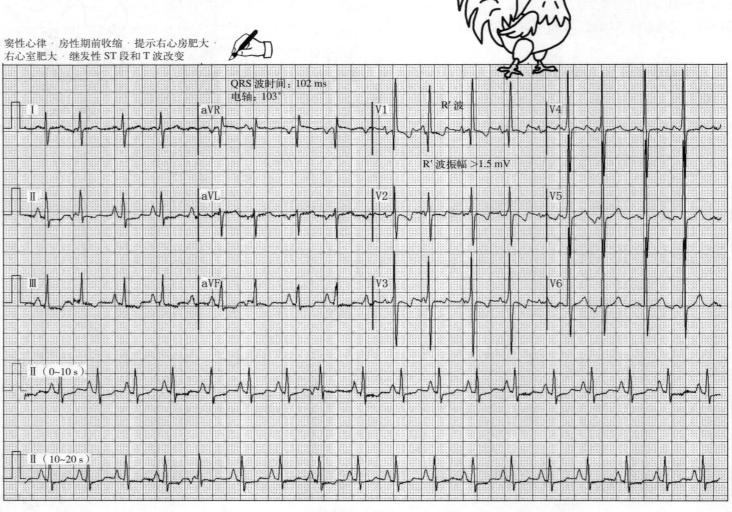

图 4-27 右心室肥大与先天性心脏病

心电图诊断右心室肥大的准确性在慢性阻塞性肺疾病中最低。其心电图改变包括肢体导联低电压，所有胸导联持续的 S 波（顺钟向转位），V6 导联 R 波振幅减低。除非有 V1 导联 R 波振幅相对增高，否则不能诊断右心室肥大。

单向 R 波

诊断应综合多项标准

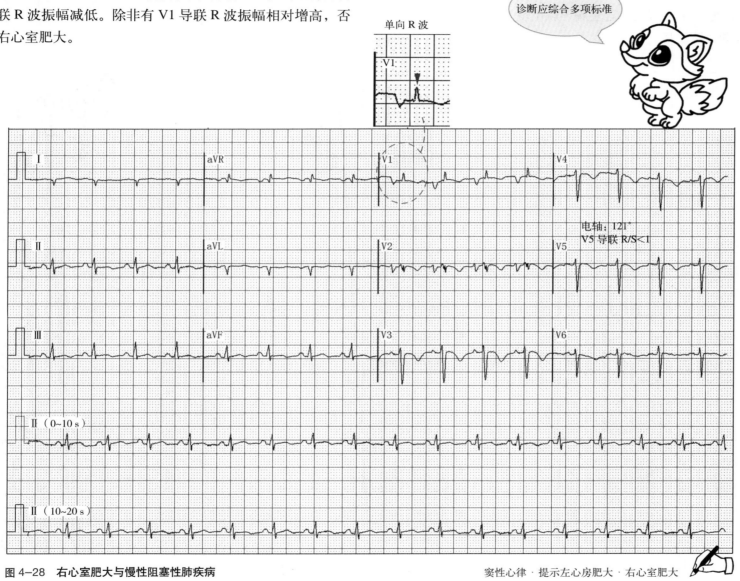

电轴：121°
V5 导联 R/S<1

图 4-28　右心室肥大与慢性阻塞性肺疾病

窦性心律·提示左心房肥大·右心室肥大

2.2.4 右心室肥大相关的异常 ST 段和 T 波改变

继发性 ST 段和 T 波改变可出现在右胸导联（V1 和 V2 导联）。表现为 ST 段压低和 T 波倒置。若左胸导联出现 ST 段和 T 波改变，通常不诊断为继发性改变。

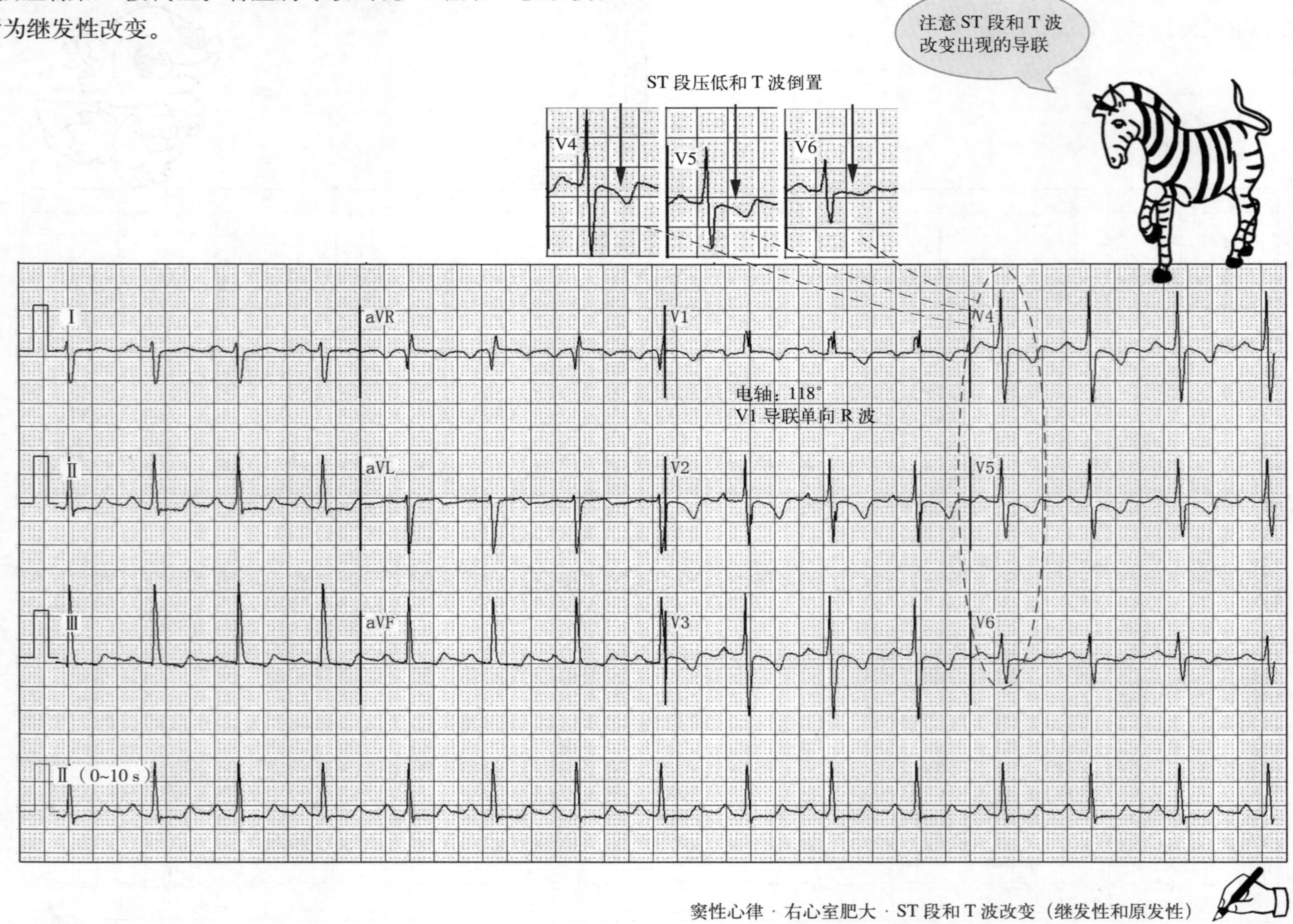

ST 段压低和 T 波倒置

注意 ST 段和 T 波改变出现的导联

电轴：118°
V1 导联单向 R 波

窦性心律·右心室肥大·ST 段和 T 波改变（继发性和原发性）

图 4-29　右心室肥大相关 ST-T 改变

2.3 双心室肥大

由于左右心室肥大引起的 QRS 波向量增大的方向相反，可以相互抵消，故心电图诊断双心室肥大的敏感性低。

2.3.1 左心室肥大合并右心室肥大

- V5 或 V6 导联出现深的 S 波。
- 电轴右偏。
- 几个导联出现高大的 R/S 波。
- 右房异常等。

以上均提示可能同时存在右心室肥大。

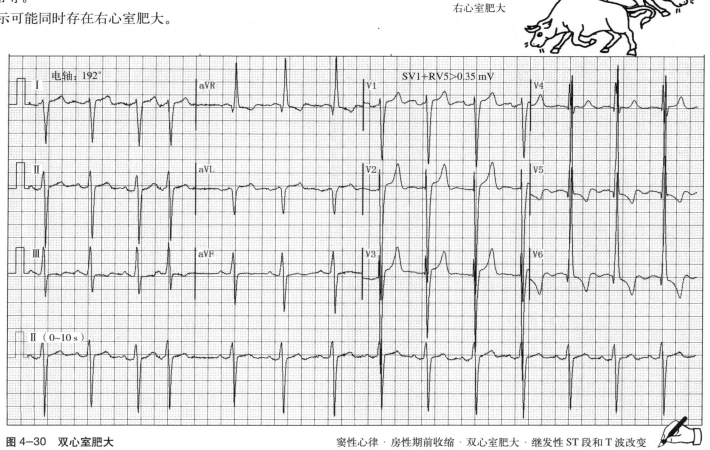

图 4-30 双心室肥大 　　　　　窦性心律 · 房性期前收缩 · 双心室肥大 · 继发性 ST 段和 T 波改变

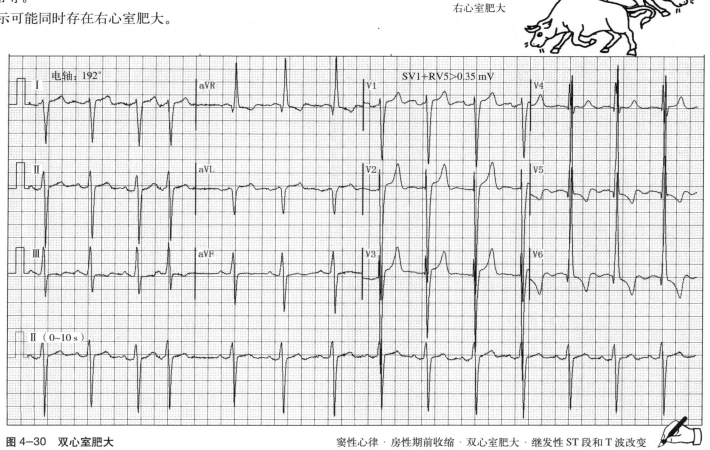

2.3.2 右心室肥大合并左心室肥大

在先天性心脏病中：

• V2~V4 导联出现高 R 波和深 S 波，若两者振幅之和 >6.0 mV，则提示可能同时存在左心室肥大。

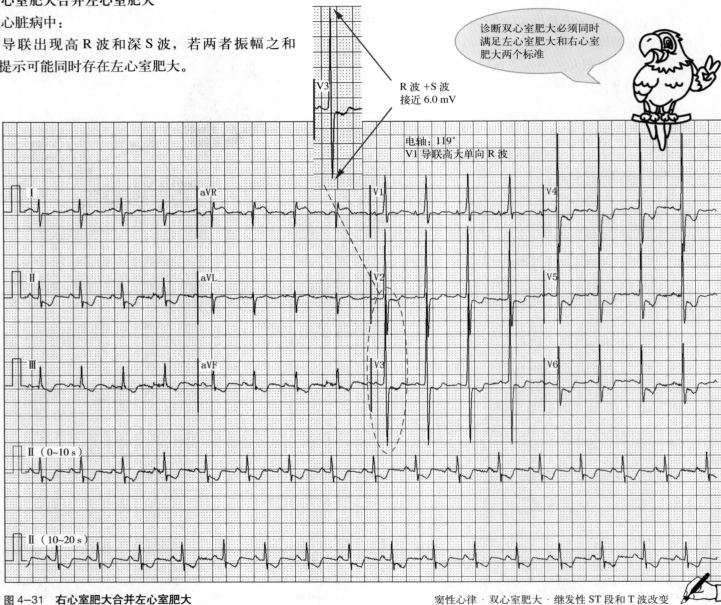

R 波 +S 波
接近 6.0 mV

电轴：119°
V1 导联高大单向 R 波

诊断双心室肥大必须同时满足左心室肥大和右心室肥大两个标准

图 4-31 右心室肥大合并左心室肥大

窦性心律·双心室肥大·继发性 ST 段和 T 波改变

第五章
其他心电异常

一些心脏结构或心电异常，在心电图上有特征性改变。常见的异常有：

- 房室旁道：指正常房室传导以外附加的传导通道。
- QT 间期异常：过长或过短。
- 右位心。

以上异常在心电图上能做出明确的诊断。

当电解质紊乱，心肌细胞内外离子分布发生变化（增高或降低），可引起心电图改变。其中以钾离子变化所引起的改变最具有特征性。

心肌和心包病变可以引起心电图改变，但不具有肯定的特征性改变。

全身性疾病和药物的作用，可以引起心电图改变，但同样不具有肯定的特征性改变。

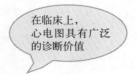

在临床上，心电图具有广泛的诊断价值

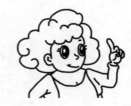

1. 结构或心电异常

最常见的异常是存在房室旁道。

1.1 房室旁道

正常时，房室结和房室束是心房和心室之间的唯一传导通道。房室旁道是指在正常房室传导通道以外存在的附加的传导通道。在一些特定的情况下，心房激动经旁道下传，在正常房室传导前到达心室，部分心室肌被提前激动。这一提前的心室激动现象称为心室预激或预激综合征。

心室预激分为三类：典型、不典型和短 PR 心室预激。

典型心室预激又称为"Wolff-Parkinson-White"（WPW）综合征。旁道绕过了房室结，连接心房和心室。由于冲动经旁道传导快于经房室结传导，部分心室肌被提前激动，在心电图上可见 PR 间期缩短；由于冲动进入的是心室肌，不是心室内的传导系统，心室最初的激动缓慢，在心电图上可见 QRS 波初始部位粗钝变形和 QRS 波增宽。QRS 波初始粗钝部位称为"δ 波"；而继发于除极改变的复极改变，在心电图上可见 ST 段和 T 波改变。

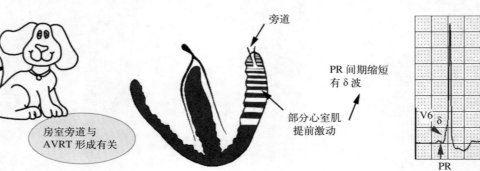

图 5—1
心室预激发生机制与心电图表现

1.1.1 典型心室预激

心电图特征：

- PR 间期 <120 ms。
- QRS 波时间 >110 ms。
- QRS 波起始部有 δ 波。
- 继发性 ST 段和 T 波改变。

根据心电图改变，分为 A 和 B 两型。

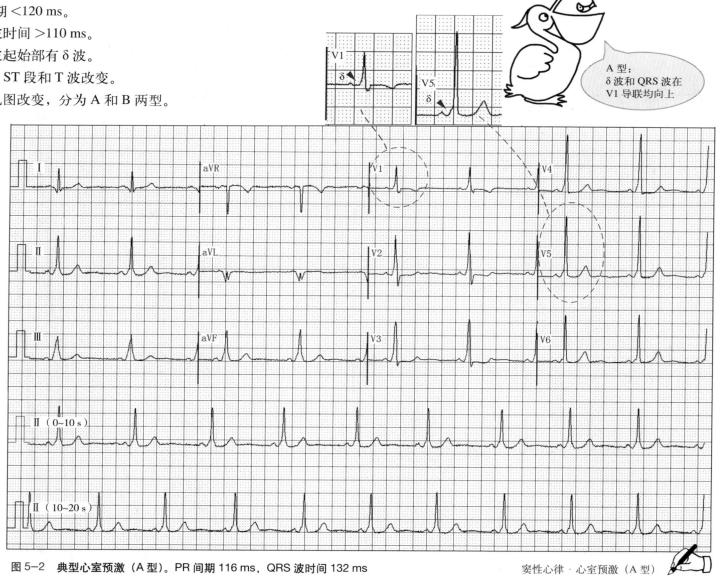

A 型：
δ 波和 QRS 波在 V1 导联均向上

图 5-2　**典型心室预激（A 型）**。PR 间期 116 ms，QRS 波时间 132 ms

窦性心律·心室预激（A 型）

根据心电图表现为心室预激进行分型，有助于对旁路的定位。

A 型常提示左侧旁道；B 型常提示右侧旁道。

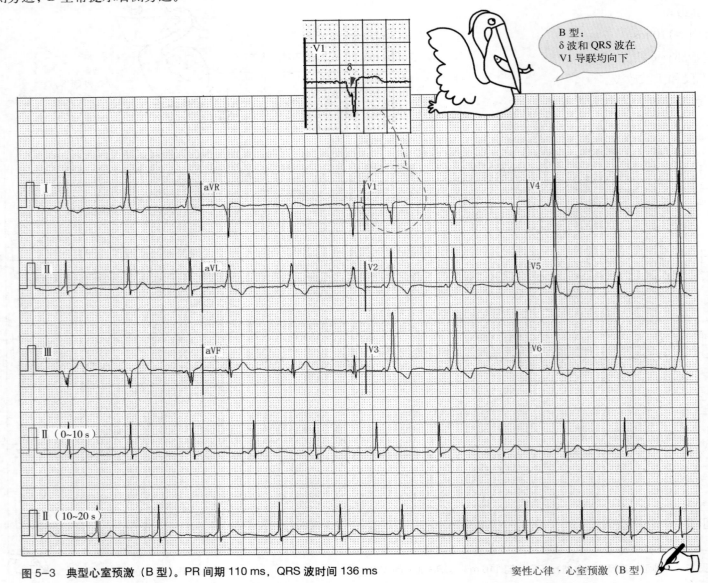

图 5-3　典型心室预激（B 型）。PR 间期 110 ms，QRS 波时间 136 ms

窦性心律·心室预激（B 型）

1.1.2 不典型心室预激

　　若旁道连接房室结和心室，或者连接房室束和心室，冲动下传时并不绕过房室结，则为不典型心室预激。在心电图上 PR 间期正常，QRS 波增宽，有 δ 波。

PR 间期 =170 ms，QRS 波时间 =114 ms

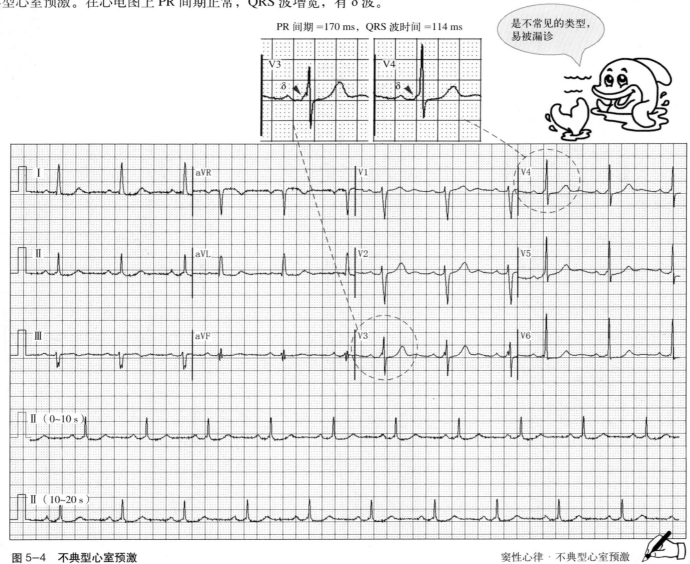

是不常见的类型，易被漏诊

图 5-4　不典型心室预激

1.1.3 短 PR 心室预激

短 PR 心室预激又称为"短 PR 正常 QRS 综合征"。旁道连接心房和房室结或房室束，并不连接心室肌。在心电图上 PR 间期 <120 ms，多在 100 ms 左右；QRS 波正常，无 δ 波。

PR 间期 =93 ms，
QRS 波时间 =74 ms

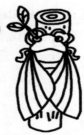

特征是 PR 间期短，<120 ms

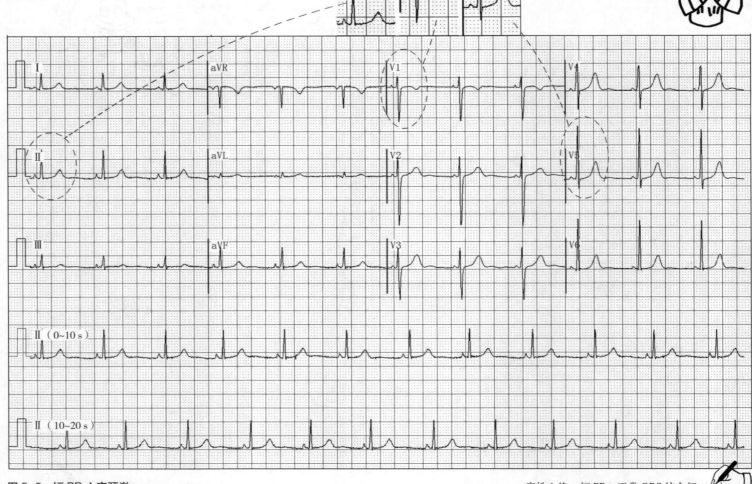

图 5-5 短 PR 心室预激

窦性心律·短 PR、正常 QRS 综合征

1.2 QT 间期异常

QT 间期从 QRS 波开始至 T 波终点，即从心室除极开始至心室复极结束的时间间期。其中大部分时间是复极过程，因此 QT 间期异常主要提示心室复极异常。

目前建议判断 QT 间期正常与否应采用以下标准。

- 长 QT 间期定义：女性 QT 间期 ≥ 460 ms；男性 QT 间期 ≥ 450 ms。
- 短 QT 间期定义：男性或女性 QT 间期 ≤ 300 ms。

各导联 QRS 波起点和 T 波终点可有变化，通常 V2 和 V3 导联 QT 间期最长，T 波终点清晰，推荐在 V2 和 V3 导联测量 QT 间期。

QT 间期随心率变化而变化：心率越快，QT 间期越短，反之则越长。因此应根据心率变化来判断 QT 间期是否异常。Bazett 公式是最常用的心率修正 QT 间期的公式：$QTc = QT/\sqrt{RR}$ (s)。

QT 间期异常分为长 QT 间期和短 QT 间期两类。

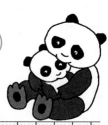

QT 间期异常可以是先天性的，也可以是获得性的

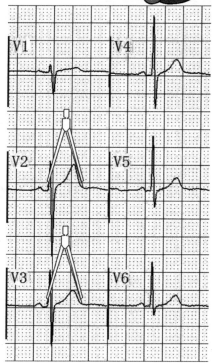

图 5-6
QT 间期测量方法

1.2.1　长 QT 综合征

长 QT 综合征（long QT syndrome，LQTS）在心电图
上有不同的表现。分为 LQT1、LQT2 和 LQT3 三个亚型，
每个亚型都有独特的心电图表现。

LQT1 的心电图特征：T 波基底部增宽。

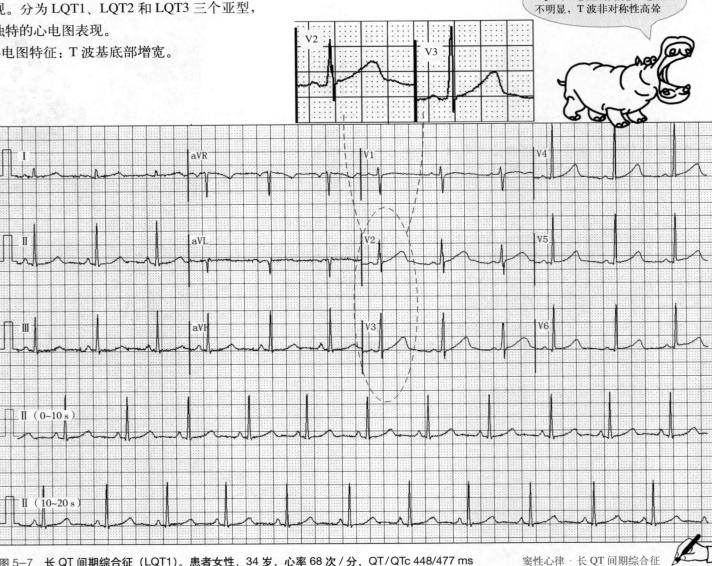

图 5-7　长 QT 间期综合征（LQT1）。患者女性，34 岁，心率 68 次 / 分，QT/QTc 448/477 ms

LQT2 的心电图特征：T 波振幅低而有切迹或
双峰。双峰明显或微小双峰。

双峰 T 波

LQT2：
T 波第二峰出现于
T 波顶部或 T 波降支

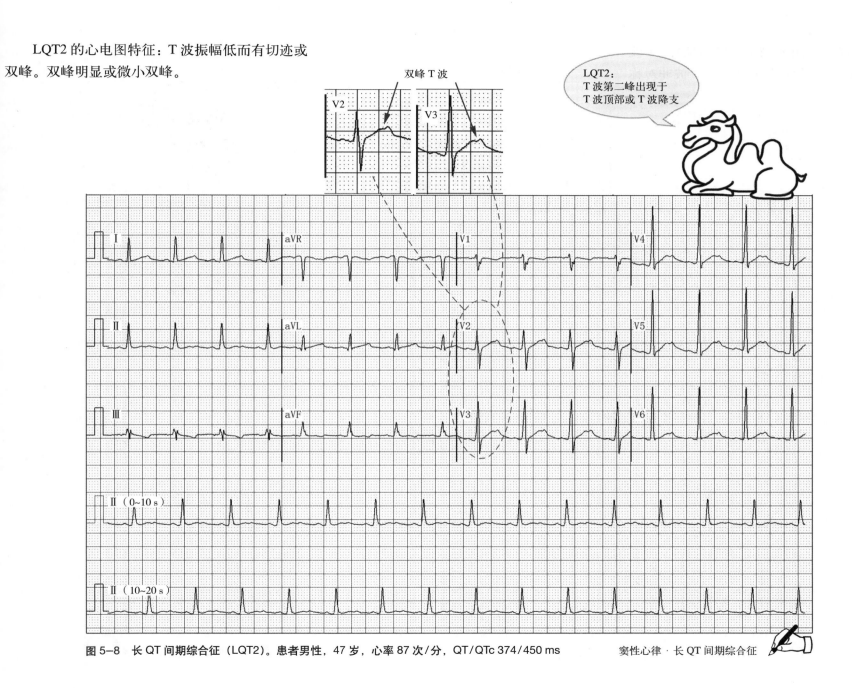

图 5-8　长 QT 间期综合征（LQT2）。患者男性，47 岁，心率 87 次 / 分，QT / QTc 374 / 450 ms

窦性心律 · 长 QT 间期综合征

第五章 · 其他心电异常

LQT3 的心电图特征：ST 段延长，T 波延迟出现，高耸或呈双相，或 T 波非对称性高耸。

T 波延迟出现

LQT3：ST 段延长为特征

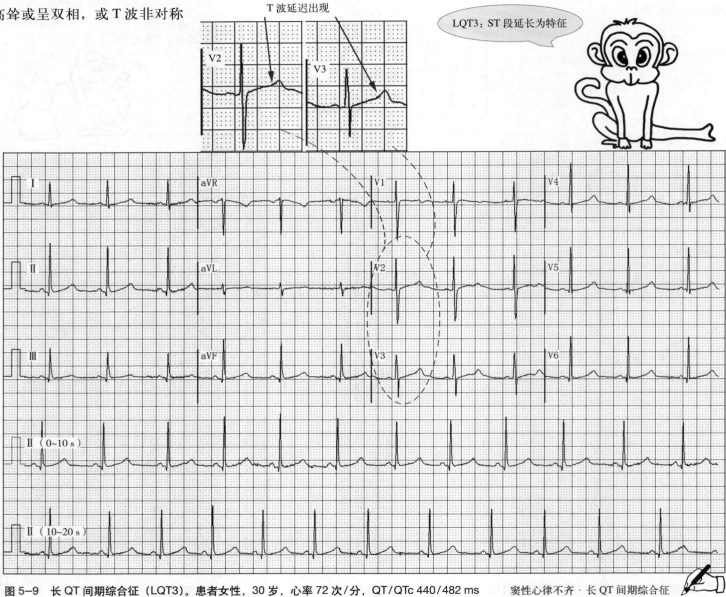

图 5-9　长 QT 间期综合征（LQT3）。患者女性，30 岁，心率 72 次/分，QT/QTc 440/482 ms　　窦性心律不齐·长 QT 间期综合征

1.2.2 短 QT 间期综合征

短 QT 综合征（short QT interval syndrome，SQTS）的 QT 间期尚无统一的诊断标准，目前常用的标准是以 Bazett 心率校正的 QTc ≤ 300 ms。多表现为 ST 段缩短甚至消失。胸导联出现高尖的、对称或不对称的 T 波是 SQTS 的另一个重要的心电图表现。

T 波高尖

是较新发现的
心电异常综合征

ST 段消失

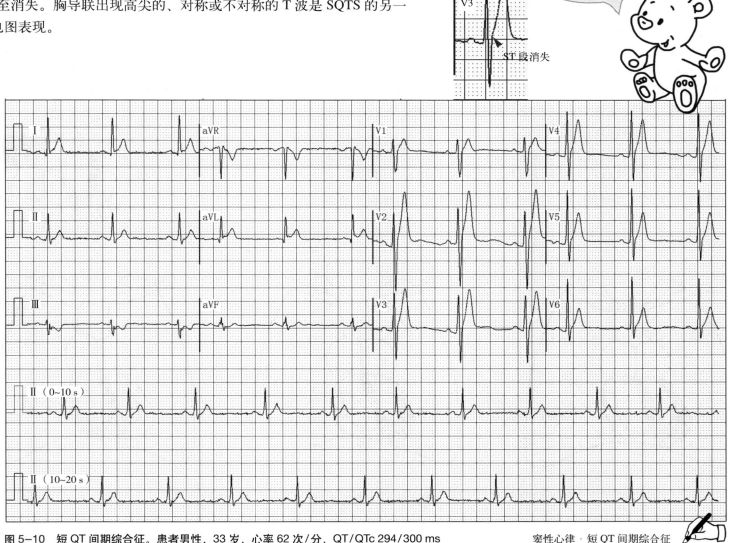

图 5-10　短 QT 间期综合征。患者男性，33 岁，心率 62 次/分，QT/QTc 294/300 ms

窦性心律·短 QT 间期综合征

1.3 右位心

右位心是心脏位于右侧胸腔的总称，共有以下三种类型：

· 右位心：其心房、心室和大血管的位置宛如正常心脏的镜影，也称为真正右位心或镜像右位心。

· 右旋心：心脏位于右胸，心尖指向右侧，而各心腔间的关系未形成镜像倒转，为心脏移位并旋转所致，也称为假性右位心，常合并有各种先天性畸形。

· 右移心：由于肺、胸膜或膈的病变而使心脏移位于右胸，但心尖仍指向左侧。

真正右位心，好像正常心脏的镜影。心电图表现 Ⅰ 和 aVL 导联 P-QRS-T 波群均向下，Ⅱ 与 Ⅲ 导联、aVR 与 aVL 导联波形互换，V1~V5 导联 R 波逐渐减小，S 波逐渐加深。将左右手反接和将胸导联放置在相应的右胸壁，可能会得到正常的心电图。

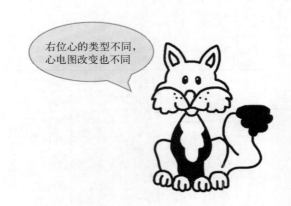

右位心的类型不同，心电图改变也不同

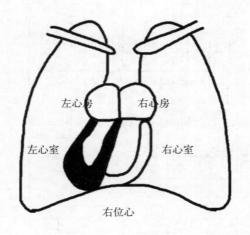

左心房　右心房

左心室　　右心室

右位心

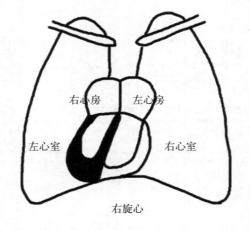

右心房　左心房

左心室　　右心室

右旋心

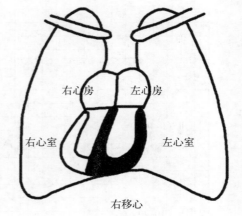

右心房　左心房

右心室　　左心室

右移心

图 5-11　三种类型的右位心

1.3.1 右位心

右位心心电图表现：Ⅰ和 aVL 导联 P-QRS-T 波群均向下，Ⅱ与Ⅲ导联、aVR 与 aVL 导联波形互换，V1~V5 导联 R 波逐渐减小，S 波逐渐加深。

镜像

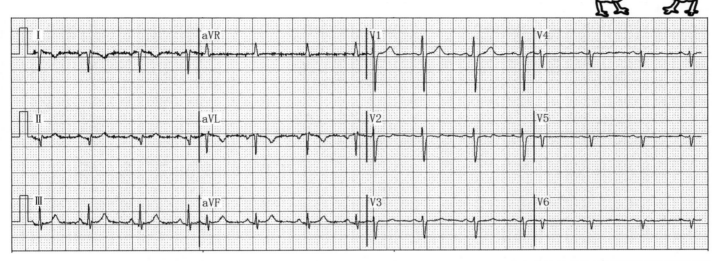

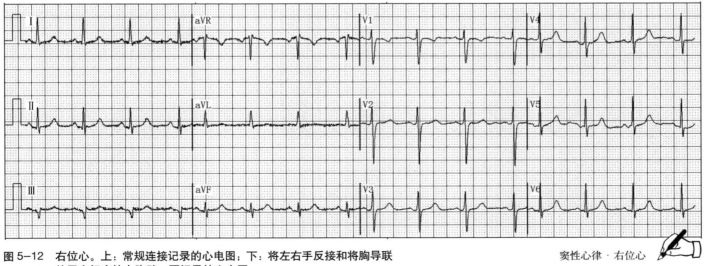

图 5-12　右位心。上：常规连接记录的心电图；下：将左右手反接和将胸导联放置在相应的右胸壁，再记录的心电图

窦性心律·右位心

1.3.2　右旋心

右旋心心电图表现：肢体导联不符合真正右位心的特点，V1~V5 导联 R 波振幅逐渐减小，S 波不加深。

右旋心的特点：
肢体导联 P 波方向正常

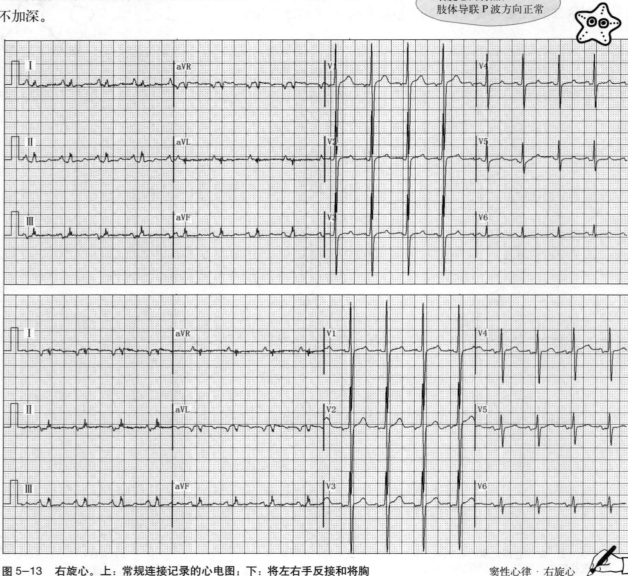

图 5–13　右旋心。上：常规连接记录的心电图；下：将左右手反接和将胸导联放置在相应的右胸壁，未记录到正常心电图。

窦性心律·右旋心

1.3.3 右移心

右移心心电图表现：

- P 波无明显异常，尤其是 I 导联 P 波直立；
- 电轴可右偏；
- 与正常胸导联相反的 R 波振幅递减现象；
- ST 段和 T 波常无明显异常。

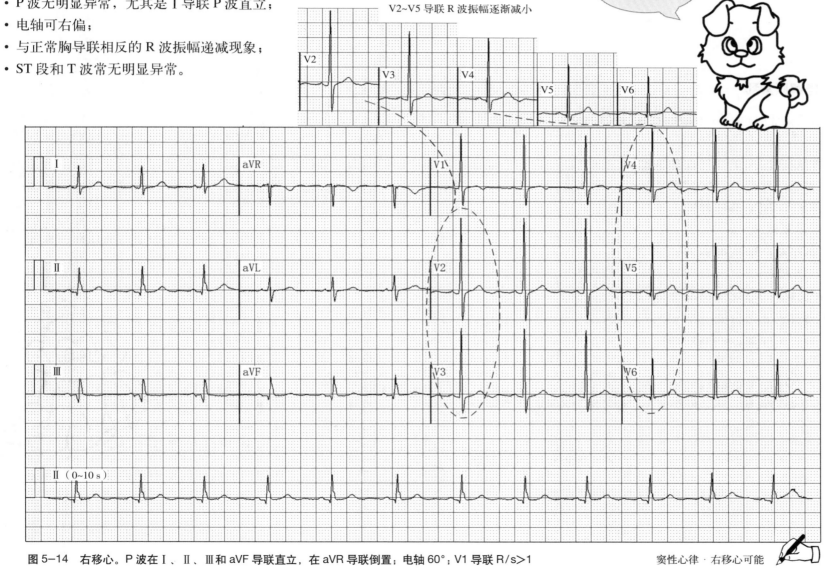

图 5-14　右移心。P 波在 I 、II 、III 和 aVF 导联直立，在 aVR 导联倒置；电轴 60°；V1 导联 R/s>1

窦性心律·右移心可能

2. 电解质紊乱

电解质紊乱引起的心电图改变，以钾离子变化所引起的改变最具有特征性。

高钾血症时主要心电图改变如下。

- T 波对称性高尖，基底变窄。
- QRS 波增宽，振幅降低。
- ST 段压低。
- P 波增宽，振幅降低，甚至消失。
- PR 间期延长。

低钾血症时主要心电图改变如下。

- U 波增高，甚至是巨大的 U 波。
- T 波振幅降低，平坦甚或倒置。
- ST 段压低。
- QT（QU）间期延长。

无论是高钾血症，还是低钾血症，都可出现各种心律失常。

T 波对称性高尖

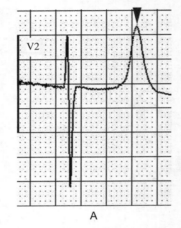

A

U 波增高

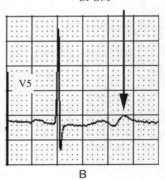

B

图 5-15
高钾血症的 T 波改变（A）
与低钾血症的 U 波改变（B）

电解质改变可合并多种影响心电图改变的因素，诊断时必须结合临床

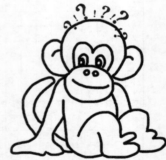

2.1 高钾血症

在大多数情况下高钾血症的心电图改变与血清钾浓度的关系呈一定规律，但不呈绝对的平行关系。通常最早出现的改变是 T 波增高。最早出现的心律失常可以是窦性心动过缓和各部位的传导阻滞。

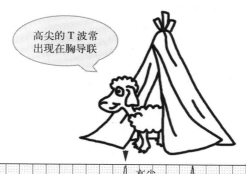

高尖的 T 波常出现在胸导联

窦性心动过缓 · Ⅰ度房室传导阻滞 · 左心室肥大 · T 波高尖提示高钾血症

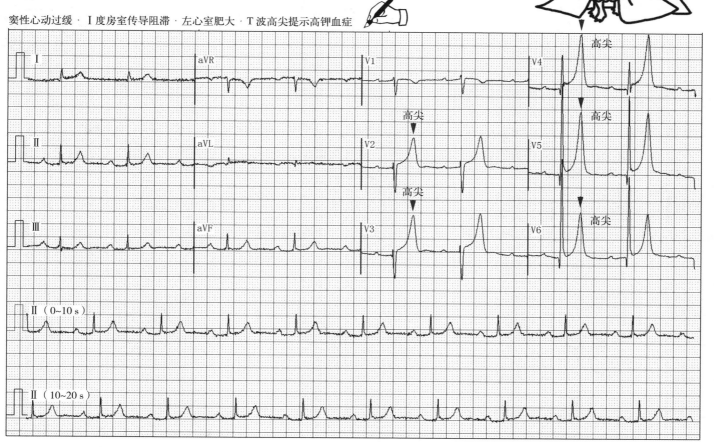

图 5-16 高钾血症的早期表现。 患者男性，86 岁，肾功能不全，心率 59 次／分，QT／QTc 410／407 ms

随着血钾增高可出现：

- QRS 波增宽和振幅降低。

血钾进一步增高可出现：

- ST 段压低。
- P 波增宽和振幅降低，甚至 P 波消失。

QRS 波时间：116 ms

综合多种改变，
结合临床进行诊断

V6

ST 段压低

P 波低平

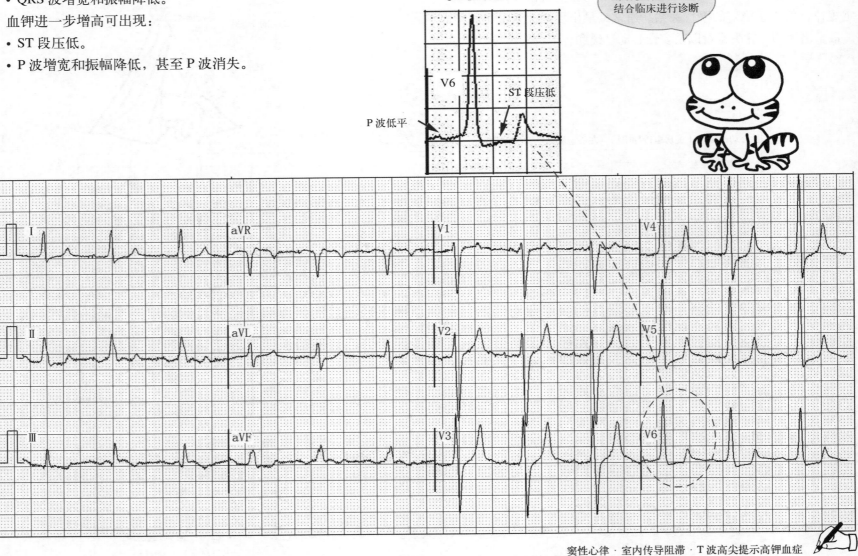

窦性心律 · 室内传导阻滞 · T 波高尖提示高钾血症

图 5-17　高钾血症：血钾进一步增高的表现。患者男性，88 岁，肾功能不全，心率 71 次/分，QT/QTc 407/443 ms

2.2 低钾血症

T波和U波振幅改变是低钾血症的特征性改变。T波改变是振幅逐渐降低，甚至倒置；U波改变是振幅逐渐增高，T波与U波融合呈驼峰状。同时可有ST段压低。

窦性心律·左心室肥大·QT间期延长·U波明显提示低钾血症

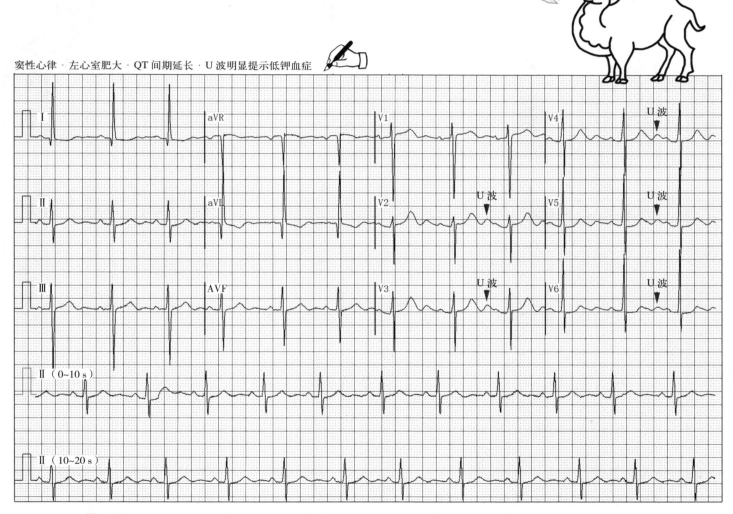

图 5-18　低钾血症。患者女性，58 岁，高血压，长期用利尿类降压药物。心率 69 次/分，QT/QTc 431/462 ms

T波与U波融合常使QT间期不易精确测量，可将QU间期误认为是QT间期。

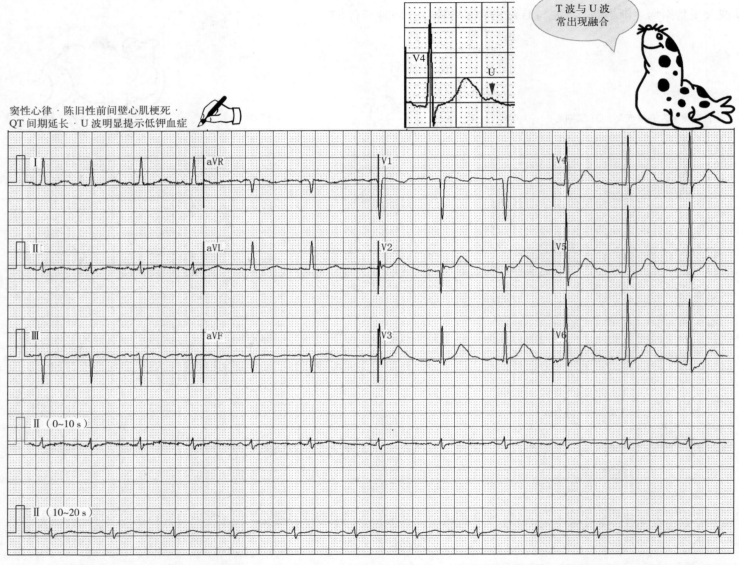

图5-19　低钾血症时T波、U波融合。患者男性，84岁，陈旧性心肌梗死，心功能不全，长期使用利尿类药物。心率68次/分，QT/QTc 453/484 ms